进展期癌症患者意义中心团体心理治疗手册

Meaning-Centered Group Psychotherapy for Patients with Advanced Cancer：A Treatment Manual

原著　William S. Breitbart
　　　Shannon R. Poppito

主译　唐丽丽

译者　韩鑫坤　周雨禾
　　　庞　英　张叶宁

北京大学医学出版社

JINZHANQI AIZHENG HUANZHE YIYI ZHONGXIN TUANTI XINLI ZHILIAO SHOUCE

图书在版编目（CIP）数据

进展期癌症患者意义中心团体心理治疗手册 /（美）威廉·布赖特巴特 (William S. Breitbart),（美）香农·波皮托 (Shannon R. Poppito) 原著；唐丽丽主译 . —北京：北京大学医学出版社，2021.8

书名原文：Meaning-Centered Group Psychotherapy for Patients with Advanced Cancer: A Treatment Manual

ISBN 978-7-5659-2464-4

Ⅰ.①进⋯　Ⅱ.①威⋯ ②香⋯ ③唐⋯　Ⅲ.①癌 – 精神疗法 – 手册
Ⅳ.① R730.59-62

中国版本图书馆 CIP 数据核字（2021）第 140813 号

北京市版权局著作权合同登记号：图字：01-2020-6579

Meaning-Centered Group Psychotherapy for Patients with Advanced Cancer：A Treatment Manual
William S. Breitbart，Shannon R. Poppito
ISBN 978-0-19-983725-0
© Oxford University Press 2014

Meaning-Centered Group Psychotherapy for Patients with Advanced Cancer：A Treatment Manual was originally published in English in 2014. This translation is published by arrangement with Oxford University Press. Peking University Medical Press is solely responsible for this translation from the original work and Oxford University Press shall have no liability for any errors, omissions or inaccuracies or ambiguities in such translation or for any losses caused by reliance thereon.

Meaning-Centered Group Psychotherapy for Patients with Advanced Cancer：A Treatment Manual 以英文形式于 2014 年首次出版。本译著经 Oxford University Press 授权，由北京大学医学出版社负责出版，Oxford University Press 对译文中的错误、疏漏、不准确、歧义及因此而产生的损失不负有责任。

Simplified Chinese Translation © 2021 by Peking University Medical Press.
All Rights Reserved.
简体中文版 © 2021 北京大学医学出版社

本书的编写意图不是，也不应被视为替代医疗或其他专业建议。对书中所描述情境的治疗在很大程度上取决于每一个人特定的情况。而且，尽管本书旨在提供关于所涵盖主题的准确信息，并且在写作的时候，这些信息也确实是最新的，但医学和健康领域的研究与知识在持续不断地更新，治疗方案也在不断修订，定期会报告新发现的不良反应以及处理方法。因此，读者必须经常根据最新发布的信息和数据，以及最新的行为准则和安全规范来检验这本书里的信息和临床实践操作。关于书中内容的准确确定和完整性，出版社和作者对读者不作任何声明或保证，以及明示或暗示。除上述内容外，出版社和作者对书中所提到的治疗剂量的准确性和有效性不作任何声明或保证。作者和出版社不接受并明确否认可能因使用和（或）应用本书的任何内容所致的损失或风险而招致的任何责任或索赔。

进展期癌症患者意义中心团体心理治疗手册

主　　译：唐丽丽
出版发行：北京大学医学出版社
地　　址：（100191）北京市海淀区学院路 38 号　北京大学医学部院内
电　　话：发行部 010-82802230；图书邮购 010-82802495
网　　址：http://www.pumpress.com.cn
E - m a i l：booksale@bjmu.edu.cn
印　　刷：中煤（北京）印务有限公司
经　　销：新华书店
责任编辑：董采萱　　责任校对：靳新强　　责任印制：李　啸
开　　本：710 mm×1000 mm　1/16　　印张：7.25　　字数：98 千字
版　　次：2021 年 8 月第 1 版　2021 年 8 月第 1 次印刷
书　　号：ISBN 978-7-5659-2464-4
定　　价：50.00 元
版权所有，违者必究
（凡属质量问题请与本社发行部联系退换）

但是，如果有意义，

那它就是无条件的意义，

无论是痛苦还是垂死，

都不能使它逊色。

而我们的患者所需要的，

就是对无条件意义的

无条件信念。

——维克多·弗兰克尔《追求意义的意志》

（*The Will to Meaning*，1969，p. 156）

　　一位接受意义中心疗法的患者，在他最后的"遗赠计划"（Legacy Project）中，创作了本书封面上的图案。这个图案象征了他过去、现在和未来的遗赠，三者与爱尔兰传统的象征互相交织，并被"永恒的爱"联结在一起。

　　"人生值不值得？"这是一个最基本的哲学问题。要回答这个问题，其实就是在回答"生命的意义什么"。晚期癌症患者常常会体验到生命的无意义感，这种无意义感会让患者体验到焦虑、抑郁、绝望，甚至产生放弃生命、寻求速死的想法。作为心理社会肿瘤学专业人员，帮助进展期癌症患者找寻生命的意义，是我们临床工作中常常要面临的挑战。

　　奥地利的著名哲学家维克多·弗兰克尔是意义治疗与存在主义分析的创始人，他有诸多关于人生意义的著作。弗兰克尔认为，在人的一生中，从生到死都是存在意义的，如果我们感受不到生命的意义，并不是因为意义消失了，而是因为我们失去了与意义之间的连接。人生的意义来自于历史的传承，来自于自由的态度，来自于我们在生活中的创造和体验，来自于爱、艺术和幽默。意义中心疗法是美国纪念斯隆-凯特琳癌症中心的布赖特巴特（Breitbart）教授及其团队，基于弗兰克尔关于人生意义的理论，并针对进展期癌症患者的心理特点开发的标准化心理治疗方法。已有高质量的研究证据表明，该疗法能够有效减轻进展期癌症患者的无意义感和无望感，改善患者情绪，并提高其生活质量。

　　本手册的内容包括意义中心疗法的理论基础，意义中心团体心理治疗具体的实施流程，每个治疗单元的主题、治疗目标、主要内容概述、每个步骤如何具体操作、家庭作业、注意事项、治疗师依从性检查单，以及其他在治疗过程中可能会用到的所有书面材料。手册内容翔实，可操作性强，心理治疗师、精神科医师、心理护理人员等专业人员可以在手册指导下进行标准化的意义中心团体心理治疗。

感谢本手册的原作者布赖特巴特（William S. Breitbart）教授授权我们翻译此书，感谢"结直肠癌中西医结合全程心理康复与症状管理模式建立"项目对本手册出版的经费支持，感谢北京大学医学出版社、中国癌症基金会对本手册翻译及出版给予的大力支持，感谢《医师报》对本手册出版的前期报道和宣传。

本手册的翻译和审校工作由我和我的团队共同完成。由于我们的专业及翻译能力都还不尽完美，还需要通过不断的学习和实践取得进步，翻译中难免有不尽如人意之处，请读者多多谅解和批评指正。

唐丽丽

2021 年 6 月

原著前言

真正严肃的哲学问题只有一个：自杀。判断人生是否值得活下去，就意味着回答哲学的根本问题……因此我得出结论，生命的意义是最紧迫的问题。

——阿尔伯特·加缪《西西弗斯神话》

（Albert Camus，*Myth of Sisyphus*，1955，pp. 3-4）

如果你打开了本治疗手册并正在阅读前言，那么你很可能是一名需要面对癌症患者（尤其是进展期癌症患者和接受缓和医疗的人群）的临床医生或研究人员。无论是通过重复的临床经验，还是阅读临床研究文献，你已经开始了解帮助患者维持意义感的重要性，尤其是对于那些处于生命末期、即将面对死亡的患者。你会得出和加缪（Camus）一样的结论："生命的意义是最紧迫的问题。"也许更准确地说，你已经像我们的研究小组一样，开始了解在进展期癌症患者身上，维持或增强意义的能力能帮助他们保持希望和目标感，提高生活质量，减轻症状带来的痛苦，并且减少绝望。你可能已经了解，对晚期癌症患者进行"照顾"的核心是促进这样的信念："创造或体验意义的可能性会一直存在，并持续到生命的最后时刻。"

近十年前，我们在纪念斯隆-凯特琳癌症中心的研究小组开发了一种方法，去理解意义对临床和生存的重要性，并将意义作为核心概念，应用在面对死亡的进展期癌症患者的心理治疗干预中。我们将这种干预命名为"意义中心心理治疗"（Meaning-Centered Psychotherapy，MCP）。我们首先开发、测试并最终在随机对照试验中证明了MCP

团体形式的有效性，并称之为"意义中心团体心理治疗"（Meaning-Centered Group Psychotherapy，MCGP）。MCGP 的干预为期 8 周，内容包括教学和体验练习。MCGP 的目的是通过共同和可靠的意义来源，帮助晚期癌症患者理解维持、重新联系和创造生命意义的重要性和相关性。这些意义来源可以作为意义资源，在生命末期减少绝望。

在这篇前言中，我们会简要介绍 MCGP 在进展期癌症患者中作为一种有效干预的科学依据。本手册内容详尽，我们相信它将逐步指导临床医生和研究人员在临床环境中应用这种干预方法，或进行重复性研究，或开发适应当地文化和语言环境的干预。向读者推荐的参考书籍为牛津大学出版社即将出版的教科书——由布赖特巴特（Breitbart）和波皮托（Poppito）博士编写的《癌症患者的意义中心心理治疗》（*Meaning-Centered Psychotherapy for Cancer*），该书详细描述了实际案例中治疗技术的使用方式。此外，读者可能还会对牛津大学出版社出版的、由这两位博士编写的另一本书——《进展期癌症患者意义中心个体心理治疗手册》（*Individual Meaning-Centered Psychotherapy for Patients with Advanced Cancer*）感兴趣。

发展以意义为中心的团体心理治疗

与心理社会肿瘤学和缓和医疗领域的许多临床干预措施一样，MCP 尤其是 MCGP 的开发，同样出于处理具有挑战性的、没有有效干预方法的临床问题的需要。事实上，正是因为遇到了临床问题，同时又受到了存在主义哲学和精神病学先驱著作的启发，MCP 才幸运地被构思、开发和测试出来，并最终被证明是一种有效的团体干预方式。在临床上，晚期癌症患者会出现绝望、无望甚至寻求速死（desire for hastened death）的问题（Breitbart et al., 2000），他们实际上并没有患抑郁症，而是在面对终末期疾病时出现了失去意义、价值和目的的存在主义危机。虽然我们的研究小组最终证明，适当的抗抑郁药物治疗可以逆转临床抑郁症患者寻求速死的情况（Breitbart et al.，2010），但对于那些没有抑郁症的患者，还是没有有效的药物干预措施可以缓解他们的意义丧失和无望感。主要受到维克多·弗兰克尔（Viktor Frankl，1955，1959，1969，1975）作品的启发，并进一步受到欧文·亚隆（Irvin Yalom，1980）研究的启发，我们的研究小组采用了弗兰克尔"人类存在意义重要性的概念"（和他的"意义疗法"），开发了以意义为中心的团体干预方法（MCGP）。这种干预方法的目的是通过维持或增强意义感，来减轻患者的绝望、失志、无望和寻求速死，即使面对死亡也是如此。MCP的核心是弗兰克尔提出的意义的概念，意义的来源可以作为一种资源，来帮助患者重新在苦难中找到意义。MCP还包含重要的存在主义的基础概念，它并非直接指向意义，而是更多地关注如何寻找、连接和创造意义。

面对癌症时意义、灵性与存在安适的重要性

有大量的证据表明，意义以及存在或灵性的安适对进展期癌症患者非常重要。辛格（Singer）和同事发现，从患者的角度来看，"获得灵性安宁"是临终关怀最重要的一个领域（Singer，Martin，& Kelner，1999）。莫迪奥（Moadel）和同事调查了248名癌症患者，询问他们最主要的需求是什么（Moadel et al.，1999）。51%的人需要帮助克服恐惧，41%的人需要帮助找到希望，40%的人需要帮助找到生活的意义，43%的人需要帮助找到内心的平静，39%的人需要帮助找到灵性资源。在162名日本的临终关怀住院患者中（Morita，Tsunoda，Inoue，& Chihara，2000），37%的人认为心理困扰与缺乏意义有关，37%的人认为与无望有关，28%的人认为与社会角色丧失和社会隔离感有关。迈耶（Meier）和同事进行了一项关于患者请求安乐死原因的调查（Meier et al.，1998），医生报告说"失去生命的意义"占请求的47%。显然，患者和医生双方都认为，灵性问题是高质量临终关怀的基本要素。布雷迪（Brady）和同事发现（Brady et al.，1999），与生命意义感或安适程度较低的患者相比，生命意义感较高的癌症患者对生活质量的满意度更高，对严重躯体症状的耐受性更好。我们的研究小组（Breitbart et al.，2000；Nelson，Rosenfeld，Breitbart，& Galietta，2002）已经证明了灵性安适的核心作用，尤其是证明了意义可以作为缓冲剂，预防终末期癌症患者出现抑郁、无望和寻求速死的问题。麦克莱恩（McClain）和同事发现（McClain，Rosenfeld，& Breitbart，2003），在控制了抑郁症的影响后，灵性安适的意义成分仍与临终的绝望（定义为无望、寻求速死和自杀意念）显著相关。亚涅斯（Yanez）和同事同样发现（Yanez et al.，2009），乳腺癌生存者意义感或安适程度的增加显著预示了更好的心理健康状况和更少的痛苦，而信仰增强则没有这样的作用。

这些研究强调了意义感作为对抗抑郁、无望、自杀意念和寻求速死的缓冲剂的作用，并且在应对癌症患者抑郁和无望的后果上具有重要意义。抑郁、无望和意义感丧失会导致较低的生存率（Watson et al.，1999）和较高的自杀率，以及较多的自杀意念、无望和寻求速死问题（Breitbart & Rosenfeld，1999；Breitbart et al.，2000；Chochinov et al.，1994，1995；Kissane et al.，1997）。

此外，无望和意义感丧失已经被证明是独立于抑郁的寻求速死的预测因素，并且对寻求速死的影响与抑郁同样大（Breitbart et al.，2000）。因此，晚期癌症患者迫切需要心理社会干预，解决意义丧失的问题，以改善他们的心理社会结局（例如生活质量、抑郁、焦虑、无望、寻求速死和临终的绝望）。

在MCP理论概念模型中具有同样重要地位的是帕克和福尔克曼（Park，Folkman，1997）提出的"意义聚焦应对"（meaning-focused coping）概念。他们在描述意义时，会重新评估事件，并且关注个体在事件中"理解"或"发现意义"的程度（Andrykowski，Brady，& Hunt，1993；Folkman，1997；Frankl，1955，1959，1969，1975；Taylor，1983，

1993）。

弗兰克尔不像帕克和福尔克曼那样将意义的概念整体化和情境化，而是将意义视为一种状态；个体的状态可以从失志、生命缺乏价值（Kissane et al.，1997）逐渐转变为认识到他们的个人意义和目的感，这会让他们更珍惜之后的时间。将意义概念化为一个易于变化的状态就意味着干预具有产生效用的潜在可能。弗兰克尔也把痛苦视为潜在的着力点，认为它可以在对意义的需求和寻找中起效（Frankl，1955，1959）。终末期疾病的诊断可以被看作一种危机——这是痛苦甚至导致绝望的经历，但它可能也提供了一个成长和寻找意义的机会。所以患者个体要么会失去生活的意义和目的感，要么会对生活的意义、目的和安宁有更深刻的理解，更加珍惜剩余的时间，积极地面对生活事件。

根据这些原则，MCGP 通过帮助患者理解和利用他们生活中的各种意义资源，帮助他们增强意义感。"强化意义感"是改善心理社会结局的催化剂，例如改善生活质量、减轻心理压力、减少绝望。具体来说，意义感被看作这些重要的社会心理结局变化的中间结局（intermediary outcome）和中介因素。

存在主义哲学和心理学的核心概念

MCP 和 MCGP 开发与发展的基础是克尔凯郭尔、尼采、海德格尔、萨特、加缪和亚隆等在哲学、心理学和精神病学中提出的存在主义的核心概念（Camus，1955；Heidegger，1996；Kierkegard，Hong，& Hong，1983；Nietzsche，1986；Sartre，1984；Yalom，1980）。

虽然存在主义哲学和心理学的核心是关注意义感和意义感的丧失，但是 MCP 和 MCGP 也融入了很多不直接涉及意义、但与意义相关的重要概念，它们是指导 MCP 心理治疗的重要框架。因此，即便 MCP 的重点是意义感和意义的来源，但很明显，如果治疗师对存在主义哲学和心理治疗的基本概念框架及理论有很好的理解，那么他们的心理治疗工作就会更加丰富。纳入 MCP 理论框架的存在主义的重要概念包括：自由、责任、选择、创造力、身份、真实性、参与度、存在内疚（existential guilt）、关怀、超越、转化、方向、面向死亡的存在（being unto death）、存在与暂时性、存在孤独（existential isolation）。这些存在主义的概念为干预提供了信息，并强化了 MCP 的治疗目标，即意义感的探寻、连接和创造。

意义中心团体心理治疗有效性的证据综述

在 MCGP 被开发出来之前，很少有应用于进展期癌症患者群体的、针对治疗时存在主义或灵性问题的干预手段，对这个群体治疗作用的测量工具（例如对治疗后患者的结局进行测量评估）也很少。亚隆（Yalom）、施皮格尔（Spiegel）和同事早期的研究表明，为期 1 年、关注存在主义相关问题的支持性团体心理治疗可以帮助患者减轻心理压力，提高生活质量（Spiegel，Bloom，& Yalom，1981；Spiegel & Yalom，1978；Yalom & Greaves，1977）。近期的研究则报告了包含灵性或存在主义话题的团体或个体短程心理治疗的成果（Chochinov et al.，2011；Kissane et al.，2003；Lee et al.，2006）。但是这些研究的成果并不一致，在诸如抑郁、焦虑和寻求速死的问题上，不同研究显示出来的心理治疗干预效果不同。更重要的是，这些研究没有将灵性方面的健康状况和意义感作为结局指标。因此，尽管增强意义感和目的感看上去很重要，但是却缺少相关研究的证据支持。意义中心团体心理治疗则弥补了这方面的欠缺，将改善灵性方面的健康状况作为重点。

MCGP 的一项随机对照试验（Breitbart et al.，2010）证明了这种干预在改善灵性健康状况和意义感，以及减少焦虑、无望和寻求速死方面的有效性。90 名患者接受了 8 次 MCGP 或支持性团体心理治疗

（supportive group psychotherapy，SGP）。55 名患者完成了为期 8 周的干预，其中 38 名患者在两个月后完成了随访评估（两次治疗后，评估的脱落主要由于患者死亡或身体情况恶化）。结局指标包括灵性健康状况、意义感、无望、寻求速死、乐观 / 悲观、焦虑、抑郁和总体生活质量。

研究结果显示，MCGP 的效果明显比 SGP 更好，这种优势在改善灵性健康状况和意义感方面最为明显。治疗结束两个月后，MCGP 的治疗效果更加明显，这表明 MCGP 的疗效在治疗结束后不仅会持续，而且还可能会更强。参与 SGP 的患者在治疗后或两个月后的随访评估中，均未显示出任何类似的改善。

该研究证明了 MCGP 作为一种新的干预手段，在改善晚期癌症患者的灵性健康状况、意义感和心理功能方面的有效性。MCGP 的短期干预可以带来较大的治疗效果，甚至在治疗结束后的几周内，这些患者的获益还在增加。尽管研究处于初期，但似乎证明 MCGP 有希望提高终末期患者的生活质量。有一项由美国国家卫生研究院 RO1 国际项目资助的为期 5 年的大规模 MCGP 随机对照试验刚刚完成，数据的初步分析进一步巩固了支持 MCGP 疗效的证据基础。

未来的研究方向

现有的研究已经证明了 MCGP 在晚期癌症患者干预中的有效性。我们在纪念斯隆-凯特琳癌症中心的小组已经认识到了增强意义感的干预措施的重要性。我们开发了更灵活的意义中心个体心理治疗（Individual Meaning-Centered Psychotherapy，IMCP）。证据表明 IMCP 与 MCGP 一样有效，但在干预的时间和地点（例如办公室、病床边或化疗室内）上具有更大的灵活性，这样就降低了患者的脱落率，提高了完成干预的患者比例（Breitbart et al.，2012）。一项随机对照试验表明，IMCP 显著改善了患者的灵性健康状况、意义感、生活质量和症状相关的痛苦（Breitbart et al.，2012）。我们目前正在对 MCP 进行调整和测试，以便适应其他癌症人群（例如乳腺癌生存者、居丧期父母、非专业的癌症患者照顾者、患有癌症的青少年和年轻人）和癌症患者的照护者（Fillion et al.，2009）。意大利、以色列和西班牙目前在进行 MCGP 的重复性研究。我们的小组正在为汉语和西班牙语人群进行 MCGP 的文化和语言调试。荷兰的研究人员已经将 MCGP 应用于荷兰的癌症生存者。

小结

MCGP 是 MCP 的小组形式，由布赖特巴特（Breitbart）以及纪念斯隆-凯特琳癌症中心精神病学和行为科学系的同事开发。MCGP 是一种新颖独特的干预手段，现已被证明可以有效地增强进展期癌症患者的意义感，并减少绝望感。MCGP 是一种可用于姑息治疗和急性癌症治疗（acute cancer treatment）中的进展期癌症患者的干预手段，具有广阔的应用前景。

参考文献

Andrykowski, M.A., Brady, M.J., & Hunt, J.W. (1993). Positive psychosocial adjustment in potential bone marrow transplant recipients: cancer as a psychosocial transition. *Psycho-Oncology*, 2, 261–276.

Brady, M.J., Peterman, A.H., Fitchett, G., Mo, M., & Cella, D. (1999). A case of including spirituality in quality of life measurement in oncology. *Psycho-Oncology*, 8, 417–428.

Breitbart, W., & Rosenfeld, B. (1999). Physician-assisted suicide: the influence of psychosocial issues. *Cancer Control*, 6, 146–161.

Breitbart, W., Rosenfeld, B., Pessin, H., Kaim, M., Funesti-Esch, J., Galietta, M., Nelson, C.J., & Brescia, R. (2000). Depression, hopelessness, and desire for hastened death in terminally ill patients with cancer. *Journal of the American Medical Association, 284,* 2907–2811.

Breitbart, W., Rosenfeld, B., Gibson, C., Kramer, M., Li, Y., Tomarken, A., Nelson, C., et al. (2010). Impact of treatment for depression on desire for hastened death in patients with advanced cancer. *Psychosomatics, 51,* 98–105.

Breitbart, W., Rosenfeld, B., Gibson, C., Pessin, H., Poppito, S., Nelson, C., Tomarken, A., et al. (2010). Meaning-centered group psychotherapy for patients with advanced cancer: a randomized controlled trial. *Psycho-Ongology, 19,* 21–28.

Breitbart, W., Poppito, S., Rosenfeld, B., Vickers, A.J., Li, Y., Abbey, J., Olden, M., et al. (2012). Pilot randomized controlled trial of individual meaning-centered psychotherapy for patients with advanced cancer. *Journal of Clinical Oncology, 30,* 1304–1309.

Camus, A. (1955). *The Myth of Sisyphus and Other Essays.* Knopf, New York.

Chochinov, H.M., Kristjanson, L.J., Breitbart, W., McClement, S., Hack, T.F., Hassard, T., & Harlos, M. (2011). Effect of dignity therapy on distress and end-of-life experience in terminally ill patients: a randomized controlled trial. *Lancet Oncology, 12*(8), 753–762.

Chochinov, H.M., Wilson, K.G., Enns, M., & Lander, S. (1994). Prevalence of depression in the terminally ill: effects of diagnostic criteria and symptom threshold judgments. *American Journal of Psychiatry, 51,* 537–540.

Chochinov, H.M., Wilson, K.G., Enns, M., Mowchun, N., Lander, S., Levitt, M., & Clinch, J.J. (1995). Desire for death in the terminally ill. *American Journal of Psychiatry, 152,* 1185–1191.

Fillion, L., Duval, S., Dumont, S., Gagnon, P., Tremblay, I., Bairati, I., & Breitbart, W. (2009). Impact of a meaning-centered intervention on job satisfaction and on quality of life among palliative care nurses. *Psycho-Oncology, 12,* 1300–1301.

Folkman, S. (1997). Positive psychological states and coping with severe stress. *Social Science and Medicine, 45,* 1207–1221.

Frankl, V.F. (1955/1986). *The Doctor and the Soul.* Random House, New York.

Frankl, V.F. (1959/1992). *Man's Search for Meaning*, Fourth Edition. Beacon Press, Boston.

Frankl, V.F. (1969/1988). *The Will to Meaning: Foundations and Applications of Logotherapy, Expanded Edition*. Penguin Books, New York.

Frankl, V.F. (1975/1997). *Man's Search for Ultimate Meaning*. Plenum Press, New York.

Heidegger, M. (1996). *Being and Time*. Translated by Joan Stambaugh. State University of New York Press, Albany.

Kierkegard, S., Hong, H., & Hong, E. (1983). *Fear and Trembling/Repetition*. Princeton University Press, Princeton, NJ.

Kissane, D., Block, S., Miach, P., Clarke, D.M., Ikin, J., Love, A., et al. (1997). Cognitive existential group therapy for patients with primary breast cancer—techniques and themes. *Psycho-Oncology, 6*, 25–33.

Kissane, D.W., Bloch, S., Smith, G.C., Miach, P., Clarke, D.M., Ikin, J., Love, A., et al. (2003). Cognitive existential group psychotherapy for women with primary breast cancer: a randomised controlled trial. *Psycho-Oncology, 12*, 532–546.

Lee, V., Cohen, S.R., Edgar, L., et al. (2006). Meaning-making and psychological adjustment to cancer: development of an intervention and pilot results. *Oncology Nursing Forum, 33*, 291–302.

McClain, C., Rosenfeld, B., & Breitbart, W. (2003). The influence of spirituality on end-of-life despair among terminally ill cancer patients. *Lancet, 361*, 1603–1607.

Meier, D.E., Emmons, C.A., Wallerstein, S., Quill, T., Morrison, R.S., & Cassel, C.K. (1998). A national survey of physician-assisted suicide and euthanasia in the United States. *New England Journal of Medicine, 338*, 1193–1201.

Moadel, A., Morgan, C., Fatone, A., Grennan, J., Carter, J., Laruffa, G., Skummy, A., & Dutcher, J. (1999). Seeking meaning and hope: self-reported spiritual and existential needs among an ethnically diverse cancer patient population. *Psycho-Oncology, 8*, 1428–1431.

Morita, T., Tsunoda, J., Inoue, S., & Chihara, S. (2000). An exploratory factor analysis of existential suffering in Japanese terminally ill cancer patients. *Psycho-Oncology, 9*, 164–168.

Nietzsche, F. (1986). *Human, All Too Human: A Book for Free Spirits.* Translated by R.J. Hollingdale. Cambridge University Press, Cambridge, UK.

Nelson, C., Rosenfeld, B., Breitbart, W., & Galietta, M. (2002). Spirituality, depression and religion in the terminally ill. *Psychosomatics, 43,* 213–220.

Park, C., & Folkman, S. (1997). Meaning in the context of stress and coping. *Review of General Psychology, 1,* 115–144.

Sartre, J.P. (1984). *Being and Nothingness.* Citadel Press, New York.

Singer, P.A., Martin, D.K., & Kelner, M. (1999). Quality end-of-life care: patients' perspectives. *Journal of the American Medical Association, 281,* 163–168.

Spiegel, D., Bloom, J., & Yalom, I.D. (1981). Group support for patients with metastatic breast cancer. *Archives of General Psychiatry, 38,* 527–533.

Spiegel, D., & Yalom, I. (1978). A support group for dying patients. *International Journal of Group Psychotherapy, 28,* 233–245.

Taylor, E.J. (1993). Factors associated with meaning in life among people with recurrent cancer. *Oncology Nursing Forum, 20,* 1399–1405.

Taylor, S.E. (1983). Adjustment to threatening events: A theory of cognitive adaptation. *American Psychologist, 38,* 1161–1173.

Watson, M., Haviland, J.J., Greer, S., Davidson, J., & Bliss, J.M. (1999). Influence of psychological response on survival in breast cancer population-based cohort study. *Lancet, 354,* 1331–1336.

Yalom, I.D. (1980). *Existential Psychotherapy.* Basic Books, New York.

Yalom, I., & Greaves, C. (1977). Group therapy with the terminally ill. *American Journal of Psychiatry, 134,* 396–400.

Yanez, B., Edmondson, D., Stanton, A.L., Park, C.L., Kwan, L., Ganz, P.A., & Blank, T.O. (2009). Facets of spirituality as predictors of adjustment to cancer: Relative contributions of having faith and finding meaning. *Journal of Consulting and Clinical Psychology, 77,* 730–741.

原著致谢

我们要感谢来自家人的爱和支持，并永远铭记那些对我们来讲十分珍贵的、在编写本手册期间去世了的患者及其家庭。

我们要感谢纪念斯隆-凯特琳癌症中心（Memorial Sloan-Kettering）的同事们，他们在意义中心心理治疗（meaning-centered psychotherapy，MCP）模式的开发和实施中发挥了核心作用。特别感谢 Mindy Greenstein、Hayley Pessin、Barry Rosenfeld、Wendy Lichtenthal、Allison Applebaum，以及我们的许多研究合作者、研究助理、干预者、博士和博士后研究员及研究管理者和协调员。

我们要感谢美国国家卫生研究院（National Institutes of Health）、国家癌症研究所（National Cancer Institute）、国家补充和替代医学中心（National Center for Complementary and Alternative Medicine）、Fetzer 研究所（Fetzer Institute）和 Kohlberg 基金会（Kohlberg Foundation），他们为 MCP 临床试验研究提供了资金。

最后，我们要感谢数百名参与 MCP 临床试验的患者，以及他们忠诚的家人和照顾者。虽然大多数参与 MCP 临床试验的患者永远离开了我们，但他们的遗赠永存，并深刻影响着我们生活的状态和意义。

目 录

团体治疗师的一般性指南

　　布赖特巴特（Breitbart）和他的同事在纪念斯隆-凯特琳癌症中心
（Memorial Sloan-Kettering Cancer Center）开展了一项针对进展期癌症
患者的、以意义为中心的心理治疗（meaning-centered psychotherapy，
MCP）的随机对照试验。使用本手册的治疗师可参考牛津大学出版社
即将出版的教科书《癌症患者意义中心心理治疗》（*Meaning-Centered
Psychotherapy in Cancer*）。创造意义是人类这个物种独有的特征，许多
存在主义哲学家和心理治疗师，包括亚隆（Yalom）、帕克（Park）和福
尔克曼（Folkman）、克尔凯郭尔（Kierkegard）、尼采（Nietzsche）以
及海德格尔（Heidegger）等都探讨过意义的形成。这种以意义为
中心的团体心理干预，在很大程度上受到了存在主义精神病学家维
克多·弗兰克尔（Viktor E. Frankl）的影响。因此，如果团体治疗
师和他们的患者对弗兰克尔的工作有一定的了解，将有利于治疗的
进行。对弗兰克尔的了解可以从阅读《活出生命的意义》（*Man's
Search for Meaning*）开始，书的前半部分对其哲学观点的关键部
分做了特别生动的描述。弗兰克尔描述"意义"重要性的其他著作还
包括《追求意义的意志》（*The Will to Meaning*）和《医生与灵魂》（*The
Doctor and the Soul*）。

协助引导的模式、培训、技能和经验

在意义中心团体心理治疗（meaning centered group psychotherapy，MCGP）的发展阶段（developmental phases），每6～8名患者组成的小组就需要有1～2名治疗助手（co-therapist）或引导助手（co-facilitator），我们在两个针对进展期癌症患者的MCGP随机对照试验中都是这样做的。使用这种协助治疗或协助引导的模式，可以保证每个治疗单元的流程能按规定好的目标和任务进行，同时也能分担领导团队的压力。在目前的MCGP随机对照试验中，团体治疗师通常是心理学、精神病学、社会工作或心理健康咨询方面的硕士，或受过更高水平的培训。对治疗师来说，有一般团体心理治疗的经验和基本技能也很有帮助。协助引导（co-facilitation）的模式已经日趋成熟，即资历较深的治疗师与资历较浅、经验较少的治疗师合作。我们一般会选择心理学研究生作为助手，护士或牧师也可以加入到这种协助引导的模式中来。

本手册，以及即将由牛津大学出版社出版的教材，应该足以让大多数临床医生开始实践MCGP。我们在此基础上还开设了更高级别的MCP培训工作坊，通常在国际心理社会肿瘤学年度世界大会（Annual World Congresses of the International Psycho-oncology Society，www.IPOS-Society.org），或美国心理社会肿瘤学会年会（Annual Scientific Meetings of the American Psychosocial Oncology Society，www.APOS-Society.org），或纪念斯隆-凯特琳癌症中心精神病学和行为科学系（Memorial Sloan-Kettering Cancer Center Department of Psychiatry and Behavioral Sciences，http：//www.mskcc.org/research/psychiatry-behavioral-sciences）举办。

如何选择患者

MCGP 是一种从存在主义角度出发的干预手段，目的在于帮助生存期有限（大约 6 个月至 1 年）的进展期癌症患者，维持或增强他们的意义感并改善灵性方面的健康状况。此干预的目的不是治疗特定的 DSM 精神障碍（如重度抑郁），而是针对元诊断结构（metadiagnostic construct），例如"绝望"（despair）、"丧失灵性健康"（loss of spiritual well-being）和"失志"（demoralization），解决相应的问题，这些通常会表现为生活质量差、无望（hopelessness）、寻求速死（desire for hasten death）、抑郁和焦虑症状，以及意义丧失和灵性健康状况差。MCGP 的随机对照试验一般会纳入 Ⅲ 期或 Ⅳ 期的实体肿瘤患者，这些患者预后较差，但预计至少能参加为期 8 周、每周 1 次的团体治疗，并且在结束治疗后可以完成两个月的结局评估随访。选择标准的制定是出于实际与研究的双重需要。我们纳入实体肿瘤患者是因为所有实体癌症的分期系统相似，治疗过程也具有可比性。我们也纳入淋巴瘤患者，但由于治疗方式不同且缺乏可比较的分期系统，我们排除了白血病患者。在 MCGP 的临床使用中，可以根据患者的癌症诊断更灵活地进行选择。然而，在建立治疗团体的过程中，应时刻注意让患者与其他成员建立"同舟共济"的关系。我们不把痛苦水平或丧失意义感的程度作为选择患者的标准，这也是出于实际的考虑，以免招募不到足够的患者。在后来进行的意义中心个体心理治疗试验中，为了确保患者的状态有改善的空间，我们会选择痛苦程度评定（0～10 分）在 4 分或 4 分以上的患者。对于具有广泛痛苦或意义严重丧失的患者，MCGP 可以增强或维持意义和希望。我们发现对意义和灵性感受性良好的患者，会更容易从 MCGP 中获益。我们同样发现，绝望的患者（例如意义严重丧失或痛苦）获益会更明显；并且将这两种类型的患者分至同一个治疗组中，会对团体治疗的进程有帮助。另一个重点是排除标准，我们排除了那些患有严重的未经治疗的抑郁症、其他精神疾病或认知障碍的患者，这些问题会导致患者无法参与团体治疗。我们发现受教育程度有限或因脑转移导致轻度认知缺陷（如具象思维）的患者也能够理解 MCGP 的概念，并愿意参与到治疗团体中来。有些患者明显比其他人的病情更重，但这通常也是可以控制的。值得注意的是，尽管纳入的都是Ⅲ期或Ⅳ期的实体肿瘤患者，但实际上小组成员对预后的认识存在很大差异。对于Ⅳ期的肺癌患者来说，使用"否认"的方式去面对疾病，或是声称"我希望战胜这种癌症"并不少见。尽管有这样的声明，他们依然会参与所有的练习，包括关于"什么是优逝"的练习。一位患者一直宣称"我期待战胜癌症"，但他已经为自己的葬礼做了完整的计划，包括邀请的宾客名单、音乐和他喜欢的花的类型。可见，参与者可能存在各种不同阶段的预后认识，并且这些认识不会成为参加 MCGP 团体治疗的限制。

干预目的

1. 面对进展期癌症和有限的生存期，为参与者创造体验意义和创造意义的可能性。

2. 帮助参与者在患癌期间发现、重建、维持甚至增强生命的意义。

3. 促进对意义来源有更好的理解，帮助参与者寻找确诊癌症之后依然可以获得的意义资源。

4. 为处在人生特别艰难的时期或面临相似挑战的癌症患者提供支持性环境。

干预目标

干预的最终目标是通过增强意义感和目的感、优化应对方式，使小组成员能最大限度地利用生命中剩下的时间，无论时间有多长或多么有限。重要的是记住，成员们的责任是利用团体去发现他们生活中的意义来源；他们不是被动的接受者，而是整个治疗过程中积极的参与者。干预是为了扩大可能的意义来源范围，并促进对意义来源的利用。可以结合以下几个方面形成应对资源：①讲解意义在人类存在中的重要性，日常生活中可获得的意义来源，以及对意义进行建构的需求是一种决定性的人类特征。②运用小组练习和家庭作业的方式，加强患者在生活中对"意义的重要性与利用意义来源"的学习和整合。③组织开放式讨论，由小组长进行解释性的评论，目的在于鼓励患者表达情绪，帮助他们更好地适应以意义为中心的应对方式。

怎样使用这本手册

为了尽量减少手册中重复的内容，在每个单元开始的部分，都会对相关原则进行解释和讨论。在召开小组会议之前，小组长应完全熟悉本手册。每个单元的教学部分是以书面形式写成的，这样做是为了让小组长对每个单元的中心主题形成概念。虽然解决要点相关的问题很重要，但实际上我们不要求、也不期望小组长逐字阅读所有内容。如果有必要的话，你可以在索引卡片上做笔记；如果小组成员希望查阅相关信息，你可以为他们提供讲义。在治疗中应为每个参与者都留出时间完成练习，并将练习的内容与讨论结合起来。手册里会说明什么时候需要提供讲义。所有发给患者的讲义都包含在这本治疗师手册里。此外，我们建议小组长准备一块黑板，这样方便记录小组讨论的要点。

虽然与其他团体治疗，例如支持表达性团体心理治疗（supportive-expressive group psychotherapy）相比，这种干预更加简短、焦点更明确、指导性更强，但是仍会有一定的诠释空间，特别是在阐明意义来源、目标和主题的时候。我们希望团体里的成员在治疗结束时能学会一些方法，在以后的生活里也保持治疗中的状态。责任感至关重要，在团队成员寻找生活的意义时，它会增加成员们对自己和他人负责的程度。这种责任感还包括探寻关于意义（meaningfulness）的有价值定义，这一点我们会在第一单元讨论，并为随后的许多工作奠定基础。

手册的每个单元都会包括以下内容：①标题页；②单元概述，简要说明这个单元的要素和需要完成的任务；③讨论单元的目标和内容；④讲解单元中的教学部分；⑤讨论每个单元完成的体验练习或家庭作业反馈；⑥"治疗师依从性检查单"及"小组活动过程"记录。"治疗师依从性检查单"是我们在比较 MCGP 和支持性团体心理治疗的随机对照试验中使用的测量工具。因此，该检查单可以在使用本手册的类似研究中使用，例如用于复制研究或其他干预的对照研究。"治疗师依从性检查单"中点明了 MCGP 每个单元的关键要素，因此临床医生也可以将这些内容作为每个单元内容的简要指南。

探寻主题的重要性

记录在个人或单元讨论中出现的主题是很有帮助的。对出现的主题进行阐述使他们体验到彼此有共同的使命，即使身处房间内的有限空间，也会让成员感觉自己成为比他们自身更大的事物的一部分。这种感觉在之后的单元里可能会更加明显，届时"感觉自己是比自身更大的事物的一部分"的主题会被更充分地阐述和讨论。下面我们举例说明如何用主题来探索目标。有一位患者正在思考如何利用剩下的时间，他想要完成的所有事情都与他的孩子有关，但这些都超出了他现在身体状况所能承受的范围。当提到"孩子"这一主题时，患者说他希望在死前修复与自己孩子的关系，于是我们就可以把这一点作为目标。在每个单元结束之前，小组长应该对已经出现过的主题进行回顾。在每个单元结束时，小组长可以使用"治疗师依从性检查单"完成一个简短的记录。

对待痛苦的态度，以及选择自己的态度或认知重建

团体治疗的目标之一是帮助患者将注意力从"我面临死亡"转向"我正在死亡的威胁下生活"；并帮助他们认识到，尽管疾病或治疗造成了种种限制，但他们仍有机会获得有意义的经历。在《追求意义的意志》中，弗兰克尔将他的意义疗法（logotherapy）描述为：是一种关于"患者面对自己无法改变的命运时的态度"的治疗（p. 6），并寻找从更积极的角度去经历痛苦的方法。他认为忍受痛苦是在接受个人挑战，而这是实现个人价值的一种潜在方式。弗兰克尔大部分的临床工作都涉及人们对待痛苦的态度。而他的治疗让人们不再专注于自己的痛苦，而是被引导向外，专注于要实现的目标、要完成的任务和对其他人的责任。

当癌症夺走了人们对自己生活的掌控感，并开始侵犯人的"自由"时，我们仅剩的自由权利就是选择面对痛苦时的态度。对于很多患者来说，MCP 的终极目的就是让他们发现自己还有选择的权利，他们可以在癌症的种种限制之下，自由选择自己的态度和应对方式。

弗兰克尔举了一个例子：一位老人的妻子刚去世不久，他十分伤心、痛苦。经过治疗，这件事最终被重新定义为：这位鳏夫承接了他妻子的痛苦，这给他的痛苦赋予了一个更大的意义。另一个例子出自《相约星期二》这本书，主人公莫里·施瓦茨（Morris Schwartz）教授饱受渐冻症的折磨，他却能利用这种使人不断衰弱的疾病去教育他的学生，教给学生重要的人生经验，并且莫里也能从中获得安慰。他在死亡逼近的过程中保持了"尊严、勇气、幽默与沉着"，这令他自己感到骄傲（Albom，1997，p.21）。

但是，有些痛苦是不可避免的，我们每个人都需要面对生活中的失望，就像面临失去亲友的痛苦或面临死亡的威胁。在面对这些苦难和无法改变的命运时，人们的态度背后隐藏了很多东西。例如，弗兰克尔描述了集中营里的一个同胞，他希望自己现在承受的苦难能保佑他的家人。还有一些其他例子，包括在如何应对苦难方面成为别人的榜样，或

者把苦难作为自己改变人生的契机。换句话说就是，若无法从根源消除苦难，人们有时候就会重新构建它，并从中汲取力量用于生活。找寻意义并非必须经历苦难，但苦难是通向意义的途径之一。

这样看来，意义感不是自然生成的，而是需要努力追求。在努力追求得到成功后，人们可以获得一种满足感或超越感，甚至获得一种成为比自己更伟大的事物的一部分的感觉。我们在生活中追求的直接目标不一定是幸福，因为幸福可能虚无缥缈；我们追求的是更加具体的满足感，通过这种满足感最终获得幸福的感受。

治疗师工作要旨

重要的不是技巧本身，而是运用技巧的精神。
——维克多·弗兰克尔《追求意义的意志》（1969，p. 29）

在认知重构（例如，我们可以自由选择面对苦难的态度和反应）的过程中，最难把握的是治疗师对患者进行指导的程度，因为治疗师很可能会被认为是专制傲慢的独裁者，弗兰克尔本人就被这样指责过（Yalom，1980）。小组长同样需要注意，不应该告诉患者"经历痛苦是体验意义所必需的"，而应该表述为"不管你如何'应对'（或者更精确地说，是如何'回应'）生活带来的无法改变的局限性或痛苦，你都能体验到意义"。

重要的是强调团体成员与意义感一致的自身经历的各个方面，而不要把某个人的理论强加在他们身上。我们有一个相关的例子。有一位晚期癌症患者担心自己会成为家人的负担，小组长询问过去她照顾生病家人的感受时，她说："对我来讲，和所爱的人在一起是很有意义的。我很荣幸，在家人生命最后的日子里，我能有机会去安慰他们。"当被问及她是否认为家人在照顾她时也会有同样的感受，她回答说："我竟然从未从这个角度思考过这一问题。"

必须注意的是，引导者不要给参与者强加积极的态度，而要从参与者自身的角度去探索意义感。在上面的例子里，家人"照顾患者的负担"就被重新定义成了患者给家人的"礼物"，即患者给予家人照顾与安慰她的机会，而且很明显的，这种重构是在探索参与者自身经历的背景下发生的。还应该指出的是，治疗团体本身就为参与者提供了新的目标，即通过移情、同情和理解来帮助彼此探索什么是有意义的。

团体中的家庭作业和体验练习

手册的每个单元里都包含体验练习，旨在增强学习体验，帮助患者从个人的角度更深刻地理解 MCP 的概念。每个单元结束后会给患者布置家庭作业，内容通常与下一个单元的体验练习相关。大部分患者在治疗之外自己梳理家庭作业的内容，并不进行书面形式的记录；也有很多患者会复习这些作业，甚至会提前将刺激性问题的答案写下来，以便在团体中分享。在每个单元的治疗中，我们通常会留出时间，让患者写下他们对体验练习中问题的回答，然后在团体中进行分享。

第一单元　意义的概念和来源

引入以及对意义的说明

生命对每一个个体来说都具有意义，实际上它甚至将这个意义一直保持到他生命的最后一息。而且，治疗师可以向他的患者展现生命总是有意义的。当然，他不能向他的患者展现意义是什么，但他完全可以向患者展现存在一种意义，而且是生命保持着这一意义，即生命在任何条件下都是有意义的……甚至生命中悲剧的、消极的方面，诸如不可避免的苦难，都可以通过对困境所采取的态度而将其转变为成就……把绝望转变成胜利。

——维克多·弗兰克尔《追求意义的意志》

（*The Will to Meaning*，1969，ix）

第一单元概览

1. 介绍——团体的欢迎仪式

- 全体成员自我介绍
  - 组长和组员分别自我介绍
  - 治疗方案的概述（例如治疗的目标和流程）
- 第一单元的介绍
  - 目标 1：了解患者的癌症故事
  - 目标 2：介绍意义的概念和来源

2. 患者的癌症故事

3. 患者对意义的定义

4. 学界对意义的定义

5. 体验练习——有意义的时刻

6. 单元小结

- 本单元的简要小结
- 对下一单元"癌症与意义"的简要介绍
- 家庭作业：阅读弗兰克尔的《活出生命的意义》第一章
- 提醒下次治疗时间

单元准备

引导助手应在治疗开始前 10～15 分钟进行一次简短的会面，并做好准备工作。在这段时间里，他们应该确保用于练习和家庭作业的资料都已准备齐全［如果是出于研究或培训的目的，还应该确保录音和（或）录像机正常工作］。将讲义、练习和家庭作业分发给组员。

单元目标

在准备过程中，组长们应在组员到达前，一起对本次治疗的主题和目标进行思考和简要的讨论。第一单元有 5 个主要目标：一是所有组长和组员互相进行自我介绍；二是向患者介绍团体治疗的概况（例如，治疗目标、每周结构化的主题和流程）；三是熟悉每位患者经历疾病的故事；四是向患者介绍第一单元的概况（例如，维克多·弗兰克尔有关意义的工作和基本思想）；五是分享意义的定义，并进行"有意义的时刻"的体验练习。

治疗的介绍

欢迎仪式

对所有人能到场并参与以意义为中心的团体心理治疗干预项目（如果你正在进行复制研究，可以说"团体心理治疗干预研究"）表示感谢。我们举了一个例子（见示例 1.1），告诉大家小组长怎样欢迎参与者，并让他们熟悉意义中心团体治疗。小组长应该事先熟悉这段内容，并用自己的语言进行表述。

示例 1.1

欢迎大家参与"以意义为中心的团体心理治疗项目"的第一次见面。这个治疗起源于维克多·弗兰克尔的著作，他是《活出生命的意义》（*Man's Searching for Meaning*）和其他一些关于寻找生活意义的书籍的作者。我们在之后的 8 周里每周都会见面，讨论意义的概念，以及人们在日常生活中或确诊了癌症之后是怎样找到意义和目的的。像"意义"和"目的"这样的术语可能相当空泛，这就是我们见面的原因，我们需要进行一些特定练习、大量关于概念的讨论，并将其与人们的实际生活联系起来。

介绍

先由引导助手们进行简单的自我介绍（例如姓名、学历、员工职位以及在这个领域的工作经验等）。之后鼓励团队成员进行简单的自我介绍，与大家分享这些信息：①姓名；②从哪里来；③是否已婚，有几个孩子；④一两件他们认为最有意义的事物。详见示例 1.2。根据团体大小的不同，介绍的耗时为 10 ～ 15 分钟。

13

示例 1.2

今天的活动将从团体的介绍开始。在大家相互熟悉之后，我们将会介绍治疗的形式，并对意义的概念进行简单讲解。也就是说，我们在这个单元的治疗开始时，会对之后将要探讨的那些概念做一个简短的说明，然后进行一些练习和开放式的小组讨论。我们也会布置家庭作业，或是留一些问题让大家回家去思考。如果想要加深对"意义"的理解，那么我们建议大家去阅读弗兰克尔的书《活出生命的意义》。纸质书、电子书或有声读物都可以。

治疗目标

这些单元的治疗目标是通过个人以及团体成员们经历癌症的故事，帮助他们寻找生活中最有意义的事物，并为他们提供保持意义感、目的感和价值感的方法。我们的治疗与传统的心理治疗不同，更注重团体成员之间的经验交流和相互学习，更强调"学习伙伴关系"。在每周的治疗中都会安排体验练习和家庭作业（例如读书），这样可以帮助团体成员在生活中更好地获取意义感。

基本原则

因为意义感是非常个体化的，甚至可以说是很私人化的，所以我们要求团队成员用心倾听、不加评判、不提建议，也不要试图解决问题。要求每个成员以开放的态度认真倾听他人的发言，努力理解别人想表达的内容。请参阅讲义 1.1 "团体指南"。

治疗日程

向团体成员简要介绍治疗流程，告知以下信息：一共有 8 个治疗单元（每个单元 1.5 小时），每周的治疗单元会涉及一个特定的主题（见讲义 1.2 "意义中心团体治疗结构式周主题"）。引导者需要让参与者知道治疗时间是固定的，选择一个大家都能到场的时间：每周的治疗会固定在星期＿＿的＿＿点准时开始，在＿＿点准时结束。

单元主题概述

讲义 1.2 "意义中心团体治疗结构式周主题"中对意义为中心的团体干预进行了简介，主要概述了治疗的一般结构和主题。

治疗师对治疗过程进行介绍

第一单元的重点是最基础的"意义的概念和来源"，我们将从日常生活和有关癌症这两方面来探讨。第二单元的主题是"癌症与意义"，关注每个团队成员在癌症诊断前后的身份认同感。第三和第四单元将基于"生命是一种遗赠"的主题，探讨"意义的历史来源"——过去会给予我们遗赠，现在遗赠正存，而未来我们会给予他人遗赠。第五单元将通过"遭遇生命的局限"来探讨"意义的态度来源"，以及在面临癌症时，这些局限是怎样影响人们寻找意义的。第六单元将通过成员们在家庭、工作和社区的环境中进行创造和承担责任的方式，探讨"意义的创造性来源"。第七单元会探讨"意义的体验来源"，并据此将生活与爱、美、幽默和生命的轻盈相连。最后的第八单元会让参与者反思这 8 周的团体治疗经历，并探索未来的希望。

对维克多·弗兰克尔以意义为中心的工作进行介绍

就像前面提到的，以意义为中心的干预是受到了维克多·弗兰克尔的工作启发,将他在《活出生命的意义》一书中的理论作为部分基础,发展出了我们的干预。详见讲义 1.3 "意义中心个体心理治疗"。

弗兰克尔著作中关于意义的基本概念

弗兰克尔提出 3 条关于意义的中心主题是意义中心个体心理治疗的基本概念。

1. 追求意义的意志(the will to meaning):人类需要寻找存在的意义,这是塑造人类行为的原动力。创造意义是人类的基本特征。

2. 生命是有意义的(life has meaning):弗兰克尔相信,即使有时有意义的事物会随着人们认知的变化而改变,但生命从始至终都是有意义的,意义的存在或是其存在的潜力从不休止。在以意义为中心的心理治疗中,我们采用的概念可以这样概括:创造或体验意义的可能性存在于我们完整的生命旅途中,甚至在生命的最后几个月、几周、几天甚至几个小时也不会消失。如果我们觉得生活"毫无意义",这并不是因为我们的实际生活中没有意义存在,或是没有创造或体验意义的可能性,而是因为我们与意义脱节或太沮丧了,所以我们目前感受不到创造或体验意义的可能性。此时的当务之急是不断"寻找"意义和有意义的时刻。这种搜寻与实际达到一个有意义的目的一样重要。许多存在主义哲学家认为,人类的存在没有外部赋予的意义,只有人类自身才能在生活中创造意义。其他一些人,像弗兰克尔,提出了"终极的"由外部决定意义的可能性,这些外部的意义是由造物主赋予人类的,这表明我们有责任去"寻找"这个生命的终极意义。

3. 意志自由(freedom of will):我们有"自由"地发现自我存在意义的权利,进而选择我们面对痛苦时的态度。人们可以把"苦难"看作是一段遭遇了巨大限制和不确定性的经历。尽管苦难的许多方面我们都无法控制,但弗兰克尔认为,即使所有其他的自由都被剥夺,人类也拥有最后一点自由,那就是考虑和选择我们面对苦难的态度。弗兰克尔是在集中营里认识到这一点的。当然,癌症和相关治疗不能与集中营的经历相提并论；然而，癌症和相关治疗确实给人带来了巨大的限制、不确定性和痛苦，剥夺了人们生活中的很多控制感。意志自由的概念表明，尽管癌症造成了种种限制、不确定性和痛苦，但一个人确实拥有选择应对态度的自由。

生命的存在主义事实

生命中有 3 个事实是每个人迟早都要面对的：内疚、痛苦和死亡。这里的"内疚"指的是存在感上的内疚：实际上，没有人能真正发挥出自己生命中最独特和最充分的潜力。因此，未能完成的人生任务、遗憾和缺陷造成了这种存在主义的内疚。死亡的任务是通过完成生命的任务来减轻这种内疚，请求宽恕，原谅自己的不完美，努力创造一个连贯的生命意义，接受自我，同时也接受生活。当我们的自由受到任何限制或侵犯时，我们就会感到痛苦，而死亡是最终的限制。一方面，所有这些问题都会造成痛苦，让生命看起来毫无意义；而另一方面，它们也可以成为寻找生命意义的来源。弗兰克尔引用了哲学家尼采的话："一个人知道自己为什么而活，就可以忍受任何境遇。"虽然每个人迟早都必须面对这些存在主义的问题，但癌症的诊断是以一种突然而猛烈的方式将这些问题带到人们面前的，这就引起人们更大的关注。

意义的来源：我们所说的意义是什么

向团体成员介绍治疗中会涉及的意义来源。至少有 4 种基本的意义来源（参见讲义 1.4 "意义来源"）。

1. 在历史脉络中的意义：意义的历史来源包括我们的遗赠，即"生命是一种遗赠"。

2. 态度来源：指的是一个人"遭遇生命的局限"（例如，个人逆境、身体上或情感上的痛苦）时所采取的态度。雅斯贝斯（Karl Jaspers）将痛苦描述为人类遭遇局限后的体验，而死亡是终极的限制。弗兰克尔强调，我们选择以不同的态度去面对痛苦或局限，是可以将痛苦的悲剧转变成个人的成功的。

3. 创造性来源：包括事业或艺术追求，通过"积极参与生活"来创造生活，并充分发挥自己独特的潜能。

4. 体验来源：指通过关系（与自己的关系和与所爱之人的关系）、自然之美、艺术或幽默"与生活相连"。连接或联结是人类生存所必需的，也是人类体验的本质。意义的体验来源是指人类通过所有感官体验这个世界，并从中获得敬畏感与意义感。

虽然这些听起来有点抽象，但在现实中，被认为有意义的事物对每个人来说都是非常具体的，它们是我们每个人生命中非常重要的东西——我们的信仰、价值观以及对未来的希望。更重要的是，我们不能期待意义自发产生，相反，我们每个人都有责任去寻找意义，寻找那些我们生命中无法被取代的责任、经历和角色。每个人都必须面对生活每时每刻对我们提出的要求，必须选择如何应对生活给我们的一切，无论是快乐还是挑战。事实上，意义是"每时每刻"都被创造和体验的。我们希望在这个团体中能培养一种价值观、态度和经验，能够为生活注入意义和目标。我们希望成员们在治疗结束后，能获得在以后的生活中仍能继续运用的技巧，以帮助他们尽可能长久地过上有意义的生活。

引导者需要秉持这样的信念：不管在什么情况下，体验意义的潜力总是存在的。治疗师应该帮助患者保持信心，让他们相信无论处于生命的哪个阶段，在生活中都拥有体验意义的可能性。我们的义务是帮助患者自由地做真实的自己。当患者无法找到生活的真正意义时，治疗师必须相信他们拥有重新发现、重新连接意义的可能性。意义，或者说是体验意义的可能性，从始至终都是存在的，永远不会消失。

第一单元

在这里引导者可以对第一单元的内容进行简单介绍。这个单元有两个主要目标：①通过各自的"癌症故事"，让成员互相自我介绍、相互熟悉；②向团体成员介绍意义的基本定义。在这一部分，让成员认真倾听其他人的发言，让他们了解别人是如何与癌症共存的，并通过相似的细节将成员们的经历串联在一起，找到癌症故事的共通点。

患者的癌症故事

引导者需要预留大约半小时的时间（这取决于团体中人数的多少），让成员们交流各自的癌症故事。故事的讲述从确诊癌症开始，然后让成员按自己喜欢的方式叙述即可。

患者对意义的定义

在讲解意义的定义之前，引导者应先鼓励成员们简单描述他们眼中的"意义"是什么。不需要使用复杂的语言，用成员们自己的话来描述即可。这部分的时间要严格控制在 15 分钟以内。

研究中对意义的定义

引导者应该自然地把话题从成员对意义的定义过渡到研究者们对意义的定义上来（参见讲义 1.5"意义的定义"）。选择 1 ～ 2 名团体成员大声朗读意义的定义。然后让成员们简单描述，他们认为意义的定义中最重要的部分是什么。

在这个阶段，引导者应该有目的地将研究者的定义与患者的癌症故事相联系，并找出研究者与患者定义意义的相似之处，帮助患者理解意义的概念和来源是如何与他们自己的疾病以及经历相关的。

体验练习

在体验练习"有意义的时刻"（体验练习 1.1）中，参与者们会通过寻找生活中有意义的时刻，来帮助他们将意义的概念具体化。在这个过程中会再次要求所有成员倾听其他人的故事，然后从他人有意义的经历中找到可能产生共鸣的部分。留出大约半小时的时间进行练习。

如果还有时间剩余，小组长可以回到讲义 1.4 "意义来源"的内容，回顾成员们分享过的故事，重点讨论他们生活中特殊的意义来源。引导者需要熟悉意义来源的类别，在参与者进行分享时，将他们提到的具体事例分好类。

分类如下：

实现创造性价值（creative values）：工作、项目、专业成就、艺术（例如写作、绘画、雕塑）、事业、善行等。实现创造性价值，意味着个体正在积极地创造一些东西（例如艺术作品、事业等），并因这种投入而感到自豪或有成就感。

实现体验价值（experiential values）：人际关系、家庭事务、心爱的宠物、恋爱、欣赏某物或某人的美、欣赏自然或艺术。实现体验价值，包括被动地欣赏艺术或从中获得乐趣，比如欣赏交响乐、受到一本特别的书的启发或在海滩上欣赏日落。

实现历史价值（historical values）：我们个人的故事，我们家庭的故事，我们在生活中取得的可以传递给他人的成就和学到的东西——我们永恒的遗赠。

实现态度价值（attitudinal values）：指一个人如何应对不可避免的痛苦——那些主客观均无法控制的困难或悲惨的境况。例如，在经历痛苦（比如化疗）后感到自豪，获得一种"摆脱"困境的感觉，或者仅仅是度过艰难的一天或一段时间。

单元小结

　　提醒小组成员，他们需要完成家庭作业（参见家庭作业 1.1 和家庭作业 / 体验练习 1.2），即开始阅读维克多·弗兰克尔的《活出生命的意义》第一章，并通过他们自身在患癌前后个人角色的变化，来思考"意义与癌症"的关系。在下一个单元"癌症与意义"中，他们将在家庭作业的基础上进行探讨。建议团体成员在干预期间尽可能多地阅读《活出生命的意义》。在本次治疗结束前，询问大家是否有建议或问题。在治疗的最后，治疗师应该提醒成员下次治疗的日期和时间（见讲义 1.6），并对所有参与者表示感谢。

治疗师依从性检查单和治疗流程记录

第一单元　意义的概念和来源

☐ 自我介绍和治疗概况介绍

☐ 介绍意义的概念和来源

☐ 团体成员讲述各自的癌症故事

☐ 讨论小组成员和研究中对意义的定义

☐ 进行"有意义的时刻"练习

☐ 对下周进入的单元"癌症与意义"进行简要介绍

☐ 家庭作业：阅读弗兰克尔的《活出生命的意义》第一章

相关的主题

小组：

组员：

组员 A：

组员 B：

组员 C：

组员 D：

组员 E：

组员 F：

组员 G：

对于遗漏的单元内容的解释：

治疗师对干预流程遵守程度的自评：

（评分从 0 分＝"未遵守"到 10 分＝"完全遵守"）

评分：

下一单元时间安排　　　　日期：　　　　时间：

第二单元 ▶ 癌症与意义

癌症确诊前后的身份认同

我们不应该忘记在生命中寻找意义，即使在我们面对无助的处境和无法改变的命运时。因为，这才是见证人类独特潜能最重要的时刻，即如何把个人的悲剧转化为胜利，把个人的困境转化为成就。当我们面对不能改变的现实时，比如无法治疗的癌症，我们就面对着改变自己的挑战。

——维克多·弗兰克尔《活出生命的意义》
（*Man's Search for Meaning*，1957，p. 116）

第二单元概览

1. 组员报到

2. 第一单元回顾

- 对第一单元的思考
- 家庭作业反馈：阅读弗兰克尔的著作

3. 弗兰克尔的"癌症与意义"

- 回顾第一单元讲述的"意义的概念"（例如，当失去意义时，再次寻找、保持和增强意义的方法）

4. 探索练习——"身份认同和我是谁"（30分钟）

---

5. 探索练习——"身份认同和癌症"（30 分钟）

6. 单元小结

- 在单元结束时，简要回顾"癌症与意义"这个主题，以及在经历癌症的前提下，它是怎样影响患者对自我和他人的身份认同的
- 介绍第三单元的主题（"意义的历史来源"）并布置作业

单元准备

引导助手应在治疗开始前 10 ～ 15 分钟进行一次简短的会面，并做好准备工作。在这段时间里，他们应该确保练习和家庭作业的资料都已准备齐全［如果是出于研究或培训的目的，还应该确保录音和（或）录像机正常工作］。

单元目标

在准备过程中，组长们应在组员到达前一起对本次治疗的主题和目标进行思考和简要的讨论。第二单元的主要目标是回顾上一单元中意义的基本概念和来源，并通过"确诊癌症前后身份认同"的变化，讨论本单元"癌症与意义"的主题。在第二单元治疗结束时，团体成员应该对一个人真正的认同感是什么，以及癌症对这种认同感产生了什么影响有大致的了解。

组员报到

对所有人能再次参与第二单元的治疗表示欢迎。告诉大家以后每次治疗开始前都会添加一个简单的"报到"部分，用以了解在上次治疗结

束后到现在的这段时间里，各位成员的个人状况和医疗情况如何。报到部分的时间应维持在 5 ～ 10 分钟，组长需要委婉地控制对医疗和其他问题的讨论时间，并强调共享信息与意义之间的联系。

第一单元回顾

简要回顾第一单元的主题（和讲义），即意义的定义和来源。询问组员们在过去一周是否对其进行过思考。如果有所思考，他们是怎么想的？讨论 5 ～ 10 分钟。

家庭作业反馈

请组员们回想维克多·弗兰克尔的著作（讲义 1.3），并要求他们在阅读《活出生命的意义》的过程中，思考怎样将自己的经历与第一单元的主题相联系。根据小组人数和大家对这个部分感兴趣的程度，把反馈家庭作业的时间控制在 5 ～ 10 分钟。

介绍第二单元："癌症与意义"

组长需要把话题从家庭作业过渡到本单元的主题"癌症与意义：癌症确诊前后的身份认同"上来。向组员展示"癌症与意义"的讨论框架（讲义 2.1），并且和他们一起辨别癌症是怎样影响他们的生活的。

作为人类，无论在什么时候，只要我们面临限制，就会体验到痛苦。而癌症带来了如此多的障碍和限制，死亡则是它的终极局限。对苦难也可以有多方面的理解，比如身体上的痛苦、精神上的痛苦和情感或灵性上的痛苦。在遭受痛苦的时候，人们可能会感觉失去了生活的意义、价值和目的。弗兰克尔提出了意义永远存在的可能性，并描述了人类在苦难和生命本身中寻找意义的潜力。意义的来源是重新获得意义感的重要资源（参见讲义 1.4），鼓励参与者意识到这样一个事实：即使无法控制自己的癌症，但他可以选择面对癌症的态度。人类最后的自由就是在面对苦难时，有选择自己态度的能力。一个人在癌症面前正确选择自己面对痛苦的态度，不仅可以让他找到生命的意义和目的，而且可以持续保持甚至是增强意义感和目的感。

体验练习：身份认同和癌症

在之前的单元中，组员们分享了对他们的生活产生了特殊影响的、有意义的事物。一个人的身份认同是通过他们认为有意义的事物建立起来的。本单元将通过组员认为有意义的经历，帮助他们找到真正的自我身份认同。这个体验练习的目的就是探索为什么这些经历对他们来讲这么有意义，这让我们得以窥见每个组员的个人认同感。为了追溯每个组员生命意义的起源，我们必须让他们开始思考"我究竟是谁"这个问题。通过这个练习，鼓励参与者去探索和发现更多真实的自我，以及癌症可能以怎样的方式对这个过程产生影响。让所有人思考家庭作业 / 体验练习 1.2 中有关认同感的问题，并分享他们的答案。本单元剩下的所有时间都将用于完成家庭作业 / 体验练习 1.2。

√治疗师笔记：在体验练习中，我们往往会发现，组员身份认同的核心（即有助于认同感形成的元素和意义来源）在患癌前后一般会保持稳定，这是最常见也最值得注意的地方。治疗师应注意这类主题，并将其作为特征加以强调，尽管经历了癌症，但对于患者的自我感觉来说，这些特征仍然是真实和不可改变的。

身份通常指的是一个人在生活中所扮演的角色（如父母、配偶等）。这些角色的行为通常比较固定，典型的行为包括通过工作为家庭提供经济来源、性亲密以及和十几岁的儿子踢足球等。癌症及其治疗也许会剥夺个体的某些能力，导致一个人基于这些角色的身份被显著改变。我们在 MCP 中使用的一个有效的技巧是，帮助患者把自己对身份的认同来源从"做某些事"转变到"为人父母或配偶"上。即使一个男人的体力已经不足以支撑他在后院里扔一个足球，但只要他可以坐在沙发上看足球比赛，与儿子分享经验，讨论对儿子的爱、骄傲、希望和梦想，那么他仍然是一个父亲。

单元小结

　　在本单元最后的 5 ～ 10 分钟里，简短回顾"癌症与意义"的主题，以及它是如何与成员的认同感、他们各自的癌症经历相联系的。在讨论结束前，询问大家是否还有想表达和分享的内容。简要介绍第三单元的标题"意义的历史来源"和主题"生命是一种遗赠"。下一单元将探讨"个人遗赠"和"已经被给予（过去）的遗赠"。布置家庭作业 / 体验练习 2.1，作业的内容会在第三单元中完成。

　　在本次治疗结束前，询问大家是否有建议或问题。在治疗的最后，治疗师应该提醒成员下次治疗的日期和时间，并对所有参与者表示感谢，期待在第三单元继续与大家见面。

治疗师依从性检查单和治疗流程记录

第二单元　癌症与意义：癌症确诊前后的身份认同

□ 组员报到

□ 第一单元回顾

□ 家庭作业（开始阅读《活出生命的意义》）反馈

□ 是否完成家庭作业（开始阅读《活出生命的意义》）

□ 回顾第一单元讲述的意义的概念

□ 成员参与"患癌前的身份认同"练习

□ 成员参与"患癌后的身份认同"练习

□ 对下周进入的单元"意义的历史来源"进行简要介绍

□ 讨论家庭作业：对体验练习的思考，为第三单元做准备

相关的主题

小组：

组员：

组员 A：

组员 B：

组员 C：

组员 D：

组员 E：

组员 F：

组员 G：

对于遗漏的单元内容的解释：

治疗师对干预流程遵守程度的自评

（评分从 0 分 = "未遵守"到 10 分 = "完全遵守"）

评分：

下一单元时间安排　　　　日期：　　　　时间：

第三单元　意义的历史来源

"生命是一种遗赠"，我们从生活中获得

第三单元概览

1. 组员报到

2. 介绍第三单元的主题："意义的历史来源"

- 简短讨论"意义的历史来源"（例如在一个人生命中过去、现在及将来的意义）
- 介绍主题"生命的遗赠"，询问组员如何用他们自己的语言简单定义"遗赠"这一概念

3. 练习："生命是一种遗赠"，我们从生活中获得

- 过去的遗赠：家族血统、养育、传统等

4. 单元小结

- 通过组员简短地回顾这一部分的主题来进行总结
- 介绍第四单元的主题（"'生命是一种遗赠'，我们正在创造，也将会赠予他人"），并为下一单元布置家庭作业（家庭作业/体验练习 3.1）

单元准备

引导助手应在治疗开始前 10 ～ 15 分钟进行一次简短的会面，做好准备工作。在这段时间里，他们应该确保练习和家庭作业的资料都已准备齐全［如果是出于研究或培训的目的，还应该确保录音和（或）录像机正常工作］。

单元目标

在准备过程中，组长们应该在组员到来之前就这个单元的主题和目标进行思考和简短的讨论。第三单元的主要目标是介绍和探索"意义的历史来源"的概念，引入"生命是一种遗赠"这一主题。在组长带领大家探索"遗赠"在成长过程中（例如过去、现在和将来的遗赠）的含义前，组员应该有机会用他们自己的语言讲述他们所理解的"遗赠"。在第三单元结束时，组员应该对"从生活中获得的遗赠"有具体的理解（通过过去家庭的养育过程、家庭的价值观、有意义的关系和记忆等这些组成他们生命的内容）。

组员报到

欢迎组员们回到意义中心团体治疗的第三单元。本单元开始时，可以简短了解一下组员在上一个单元治疗后的个人状况和医疗经历。报到环节最好不超过 10 分钟。

第二单元回顾

简要回顾讲义 1.2 中的主题，然后请组员把注意力集中到本单元的主题上——"意义的历史来源"。询问组员他们过去一周是否思考过第二单元的主题"癌症与意义"。如果有所思考，那么他们是如何思考的？这一环节最好控制在 5 ～ 10 分钟。

家庭作业反馈

请组员回想第二单元后留的家庭作业（家庭作业 / 体验练习 2.1"'生命是一种遗赠'，我们从生活中获得"）。首先思考总的话题"生命是一种遗赠"，询问组员"遗赠"对于他们来说意味着什么。然后用这一环节来承接后面的内容，介绍今天这个单元"'生命是一种遗赠'，我们从生活中获得"（通过过去经验引入）。对家庭作业的讨论应该持续 15 ～ 20 分钟，时间长短取决于组员的多少及组员的兴趣。

介绍第三单元："意义的历史来源"

此时，组长应该很顺畅地将本单元的主题"意义的历史来源"引入到本单元的家庭作业 / 练习环节。

> √治疗师笔记：示例 3.1 展示了一个脚本，治疗师可以参考此脚本开始对"成长过程中的意义内涵"进行简短的讨论。治疗师应该已经基本理解了这一主题，并且做好了充分的准备，可以用自己的语言和方式来讲解这部分内容。

示例 3.1

人类区别于其他动物的一个特征是我们都生活在历史背景下——那里有关于我们家庭生活的故事以及我们各自生活的故事。从某种意义上说，我们是领衔主演，我们周围的其他人扮演着支持性的角色，有场景，有情节，还有经验教训。但是，从另一种意义上说，我们也可以选择扮演支持性的角色，关注别人带给我们的价值观、意义以及对我们的需求。弗兰克尔曾引用尼采的话："一个人知道自己为什么而活，就可以忍受任何境遇。"——这个所谓活下去的理由来自于你是谁，你的价值观是什么，你未实现的愿望有哪些，你的生活目标是什么，以及对你最重要的事情是什么。所有这些都来源于你成长的故事。思考你成长的故事会帮助你反思你认为什么是有意义的或者什么令你感到愉悦，你完成了哪些任务，还有哪些任务没有完成。讲述你的故事能够让你和周围的人发生连接，并且无论他们是否在你身边，这种连接都会产生。这些任务可以是任何形式的——可以是能够写下来的故事，需要照顾的孩子，需要学习或者教给别人的经验，要处理的关系，绘画或雕塑之类的艺术活动等。一个人甚至可以在见证生活事件的行为中找到意义。重要的是这些活动对你来说是有意义的。

从历史的角度去看待生活本身不是目的，而是达到目的的手段。它有助于你欣赏自己过去的成就，同时也有助于你通过探索自己对什么事或对谁负有责任来明确自己生活的目标。在本单元，我们的重点会放在你所接受的遗赠中那些你无法进行选择的方面。例如，你的父母是谁，他们带给你怎样的价值观，你成长的环境，你超越自身的局限。一个人所接受的遗赠可能是正面的，也可能是负面的。本单元的目标是理解生活赠予了你什么，它们给你作为一个人的身份带来了哪些影响，你生活中的故事，以及你对所接受的遗赠有怎样的反应。

此时，治疗师应该将组员的注意力引向课程的体验练习。先请组员写下他们对课外作业的回答或其他评论，然后邀请组员进行讨论，彼此分享他们对家庭作业 / 体验练习 2.1 的回答。对这个练习的讨论应该持续到本单元结束。

> √治疗师笔记：在这个练习中，组员应该有机会探索和讲述自己过去有意义的经历，以便他们能够全面了解自己当前生活中这些遗赠的内容在过去的背景。"从生活中获得的遗赠"在本质上是多维度的，比如生物／基因遗传、家族遗赠、成长遗赠、文化遗赠等。这些过去的遗赠是不可改变的，也无法消除。不管我们喜不喜欢，它都是我们的一部分。对于一些人来说，这个探索练习是一次"美好的回忆之旅"，而对于另一些人来说，可能是一次分享早年负面经历的体验，这些经历可能涉及未满足的需求、丧失或失望，而这些对他们的生活有着非常重要的影响。组长要温和地提醒大家注意倾听别人的故事（"好的、不好的以及难堪的故事"），并且不加评判或提出建议。对于那些渴望被倾听的人来说，被他人见证早年的经历可能带来安慰和转变。
>
> 引导者的角色是进一步阐述在小组中出现的关于意义的主题，将组员描述的意义内容串联起来，以及在讨论过程中识别意义的来源。

单元小结

在剩下的 5 ～ 10 分钟，通过简短地回顾主题"生命是一种遗赠"以及组员与所得到的遗赠之间的关系来结束本单元。在结束前询问组员是否对这一主题有新的想法或意见愿意分享。简短介绍第四单元的主题"'生命是一种遗赠'，我们正在创造，也将会赠予他人"，作为"意义的历史来源"的延续。接下来的单元将会探索"个人遗赠"这一维度，特别强调他们当下所拥有的以及将来的"生命遗赠"。布置家庭作业（家庭作业／体验练习 3.1），让小组成员为第四单元探索自己拥有的遗赠和留给他人的遗赠做好充分的准备。

治疗师依从性检查单和治疗流程记录

第三单元 意义的历史来源："生命是一种遗赠"，我们从生活中获得

☐ 组员报到

☐ 回顾第二单元"癌症与意义"

☐ 回顾家庭作业——关于第三单元的体验练习

☐ 关于第三单元的体验练习是否完成

☐ 简短探索"历史背景中的意义"

☐ 简短探索"生命是一种从生活中获得的遗赠"

☐ 引导组员进行"从生活中获得的遗赠"的体验练习

☐ 概括介绍下个单元——"意义的历史来源：'生命是一种遗赠'，我们在生活中创造出来，也将会赠予他人"

☐ 讨论家庭作业"分享你的遗赠"并为第四单元的体验练习做准备

相关的主题

小组：

组员：

组员 A：

组员 B：

组员 C：

组员 D：

组员 E：

组员 F：

组员 G：

对于遗漏的单元内容的解释：

治疗师对干预流程遵守程度的自评

（评分从 0 分 = "未遵守"到 10 分 = "完全遵守"）

评分：

下一单元时间安排　　　日期：　　　时间：

第四单元　意义的历史来源

"生命是一种遗赠"，我们在生活中创造出来，也将会赠予他人

生命的意义在每个人身上、每一天、每个时刻都是不同的。因此，不可能对生命的意义给出笼统的回答。生命的意义是什么，没有唯一的答案。

生命的意义不是某种含糊的东西，而是非常实在和具体的。它构成人的命运，而每个人的命运都是独特的。你和你的命运无法跟任何其他人及其命运进行比较。生活永不重复，不同问题需要不同的应对。有时你会发现所处的情况需要你采取行动来确定自己的命运，有时你会觉得深思熟虑更为可取，有时你会发现顺其自然是正道，每种情况都有其特殊性，正确的应对也只能有一个。

——维克多·弗兰克尔，《活出生命的意义》
（ *Man's Search for Meaning*，1959，p. 113）

第四单元概览

1.组员报到

2.第三单元回顾

- 回想第三单元（关于"'生命是一种遗赠'，我们从生活中获得"）

---

3. 介绍第四单元的主题："意义的历史来源：'生命是一种遗赠'，我们在生活中创造出来，也将会赠予别人"

- 简要探讨："历史背景中的意义"（关于一个人生命中过去、现在和未来的意义）
- 简要回顾 "生命是一种遗赠" 的概念，关于现在和未来的遗赠

4. 体验练习

- 现在的遗赠：思考有意义的活动和成就
- 未来的遗赠：思考生命的课程以及什么将会被传递下去

5. 单元小结

- 通过简要回顾本单元的主题，对本单元进行总结
- 介绍第五单元的主题（"意义的态度来源"），布置下一单元之前需要完成的家庭作业（例如，和亲人分享生命的故事）

单元准备

引导助手应在治疗开始前 10 ～ 15 分钟进行一次简短的会面，做好准备工作。在这段时间里，他们应该确保练习和家庭作业的资料都已准备齐全〔如果是出于研究或培训的目的，还应该确保录音和（或）录像机正常工作〕。

单元目标

在准备过程中，组长们应当在其他组员到场之前，一起回顾和简要讨论本单元的主题和目标。第四单元的主要目标是继续探索 "意义的历史来源" 这一主题，并引入主题 "生命是一种遗赠"。组长们应当回到他们在第三单元停止的地方，并继续讨论历史背景下（例如过去、现

在、未来）"遗赠"这一概念。在第四单元结束时，组员应当通过现在的角色和成就，以及未来他们希望传递下去的经验、教训和智慧，对"我们在生活中创造出来，也将会赠予他人"这句话有透彻的理解。

组员报到

欢迎组员们回来，进入意义中心团体治疗的第四单元。本单元从简短的组员报到开始，了解上一个单元结束之后组员们的个人状况和医疗情况。报到环节应简短，持续时间不超过 10 分钟。

第三单元回顾

简要回顾讲义 1.2 中每周的主题，并将注意力引到第四单元的主题"意义的历史来源"上来。询问组员他们在过去一周对于前面第三单元的主题（"意义的历史来源"在"生命是他们接受的一种遗赠"方面）是否有过思考。如果有所思考，他们是怎样想的？这一环节应当控制在 5 ～ 10 分钟。

家庭作业反馈

请组员们回想第三单元结束时布置的家庭作业 / 体验练习 3.1。继续思考"生命是一种遗赠"这一总的主题，询问组员在他们从自身生命的角度探索这一主题的历史层面之后，他们最初关于"遗赠"的想法是否发生了转变。通过这样的讨论，有目的地引入今天这一单元"'生命是一种遗赠'，我们在生活中创造出来，也将会赠予他人"（通过现在和未来的体验）。

介绍第四单元："意义的历史来源"

在这里，组长应该从上一单元分享的主题和对最近一次家庭作业的回顾转移到这一单元的主题"意义的历史来源"上来（注意连续性），突出引导主题"'生命是一种遗赠'，我们在生活中创造出来，也将会赠予他人"。治疗师应当回顾上一个单元中呈现的那些主题（如果需要的话，参考第三单元的示例脚本），目的是引导组员通过整合过去的记忆、现在的成就和未来将要做出的贡献，认识到他们生命中的遗赠是一个紧密结合的整体。这种对生命的叙事和文字记录往往在一个完整的脉络中才能被理解，从我们生命的开始到中间，直到结尾——"到最后一切都会好起来的。如果现在还不好，那么这还不是结尾"。

尽管我们接受到的遗赠不会发生改变，但是我们在生活中创造出的，并且要传递下去的遗赠还有继续增长和更新的可能性。这种"生命的遗赠"是动态的，不断变化的。它包含有意义的角色、活动和成就，让我们的生命值得活下去。遗赠可能是一个人作为父母或祖父母创造出来的，又或者是一个人在事业上或他所在的社区中创造出来的（例如，志愿者或特殊的成就/事业）。需要记住的一点是：我们现在的生活正创造着构成我们不朽遗赠的回忆。所以，从这一观点出发，我们必须开始思考现在"我们从生活中创造出的遗赠"会对将来"我们给出的遗赠"有怎样的影响。然后，我们就会提出一系列有意义的问题：我们想要传递下去的人生经验是什么？我们对于更大的整体将做出怎样的贡献？别人将会如何回忆我们？什么将超越我而持续存在？

在这里，组长应该过渡到体验练习上，请组员用他们自己的语言探索和表达他们现在和将来的遗赠。这一单元剩余的时间都将用于体验练习。组长应当确认组员们都回答了体验练习中的两部分问题，即首先关注此时此刻和"正在创造的生命的遗赠"，然后再思考将来"要留给他人的遗赠"。

单元小结

在这一单元剩下的 5 ～ 10 分钟，通过简要回顾主题"生命是一种遗赠"，以及这一主题下组员们对于"现在正在创造和未来将要传递的遗赠"的思考，结束这次团体治疗。询问组员在这次治疗结束前，他们对于这一主题有没有什么最后的想法或意见想要分享。从引导主题"遭遇生命的局限"这个角度简要介绍第五单元的主题"意义的态度来源"。下一单元将探索弗兰克尔提出的核心概念，即面对生命的局限性时"选择我们的态度"。布置家庭作业 / 体验练习 4.1（关于"意义的态度来源"），以及将要在下一单元完成的家庭作业 4.2，即鼓励小组成员开始与家人和朋友分享他们的人生故事，特别要强调祖先留下的遗赠和历史事件、他们所创造的生命中有意义的时刻或事件，以及他们将作为遗赠留下的人生经验。

在结束前，询问组员对于这一单元或家庭作业的布置是否还有任何意见或问题。结束这一单元，提醒组员下一单元治疗的日期和时间。感谢组员们能来参加这一单元的活动，并表达期待与他们在第五单元再次相聚的愿望。

治疗师依从性检查单和治疗流程记录

第四单元　意义的历史来源："生命是一种遗赠"，我们在生活中创造出来，也将会赠予他人

☐ 组员报到

☐ 回顾第三单元——过去的遗赠

☐ 提醒时间进度，并预告 3 周后的转化单元

☐ 简要探索现在和未来的遗赠

☐ 引导组员进行体验练习"'生命是一种遗赠'，我们在生活中创造出来，也将会赠予他人"

☐ 概述下一单元的内容——"意义的态度来源"

相关的主题

小组：

组员：

组员 A：

组员 B：

组员 C：

组员 D：

组员 E：

组员 F：

组员 G：

对于遗漏的单元内容的解释：

治疗师对干预流程遵守程度的自评

（评分从 **0 分** ="未遵守"到 **10 分** ="完全遵守"）

评分：

下一单元时间安排　　　　日期：　　　　时间：

第五单元　意义的态度来源

遭遇生命的局限

想要试图恢复一个人的内在力量，首先要使他看到未来的目标。尼采说过："一个人知道自己为什么而活，就可以忍受任何境遇。"这可能是所有心理治疗的指导座右铭。

真正需要的是我们对生活态度的根本改变……我们对生活的期望并不重要，重要的是生活对我们的期望。我们不应该再追问生活生命的意义，而应该反过来，设想自己被生活追问。

——维克多·弗兰克尔《活出生命的意义》
（ *Man's Search for Meaning*，1959,p.84-85）

生活带给了我们很多东西。有些是美妙的，有些是悲惨的。最重要的是，我们可以自由选择如何回应生活给予我们的这些东西。

——威廉·布赖特巴特，医学博士

第五单元概览

1. 组员报到

2. 第四单元回顾

- 对第四单元的思考
- 对家庭作业的思考 / 回顾

3. 介绍第五单元"意义的态度来源"

- 重温讲义 1.2"结构式周主题":指明治疗进程已来到第五单元（简要地回顾上一单元，引出本单元的主题）

- 简要探索"意义的态度来源"（关于面对疾病或有限的生命时，"遭遇生命的局限"）

4. 探索练习

- 现在：组员们如何处理癌症带来的局限性

- 未来：组员们想要或希望以何种方式被记住

5. 单元小结

- 以简短地思考单元主题来结束此单元

- 介绍第六单元的主题（"意义的创造性来源"）

- 为接下来的单元布置家庭作业，并探索"遗赠计划"

单元准备

引导助手应在治疗开始前 10 ～ 15 分钟进行一次简短的会面，做好准备工作。在这段时间里，他们应该确保练习和家庭作业的资料都已准备齐全［如果是出于研究或培训的目的，还应该确保录音和（或）录像机正常工作］。

单元目标

在准备期，组长们应在参与者到达前，一起对本次治疗的主题和目标进行思考和简要的讨论。第五单元的主要目标是探讨"意义的态度来源"这个主题，以及探讨"遭遇生命的局限"这个引导主题。组长应在第四单元的基础上继续探讨历史背景下的"遗赠"概念（例如从过去、现在和未来的维度），进而面对死亡的最终限制和永久性遗赠。到第五单元结束时，小组成员应该基于弗兰克尔的核心主题，即人类可以自由做出的最后选择是我们面对痛苦和生命局限时所采取的态度，充分理解"意义的态度来源"。简单地说，生活给我们带来了许多可能是机遇或局限的境况。虽然我们常常无法控制生活带给我们的东西（如爱情、癌症），但我们总是可以自由选择我们对生活的回应和态度，无论生活是好是坏。

组员报到

欢迎各位组员回到意义中心团体治疗的第五单元。单元开始前，请简短地检查成员自从上个单元以来的个人状况和医疗情况。这个简短的报到环节应不超过 10 分钟。

第四单元回顾

简要回顾讲义 1.2 上所列的每周主题，并关注单元主题的推进，直至今天的第五单元——"意义的态度来源"。询问成员在过去一周内，是否对第四单元的主题（关于"现在和将来的遗赠"）有任何想法。如果有一些想法，那么具体需要怎么办呢？这一部分应持续 5 ~ 10 分钟。

家庭作业反馈

请组员回想上一单元结束时布置的家庭作业 / 体验练习 4.1 和家庭作业 4.2，后者的内容是与所爱的人分享自己的故事。询问他们如何与所爱的人分享自己的故事。当他们大声讲述自己的故事时，被关注（例如听到、见证或证实）是什么感觉？根据完成作业的数量和组员们感兴趣的程度，留出大约 20 ～ 30 分钟的时间来讨论他们对作业的感受。

介绍第五单元："意义的态度来源"

在这里，组长们应该将此单元的主题"遭遇生命的局限"作为后面 3 周团体治疗的快速过渡点。让成员们简单交流对于团体治疗即将结束的想法和感受。这种对小组期限（group timeline）局限性的讨论是一个很好的反思环节，可以用来引入个人对生命局限性的态度、"意义的态度来源"以及"遭遇生命的局限"的主题。

本单元将不仅探究面对生命局限的意义，而且探究超越生命局限的意义。这将突出维克多·弗兰克尔的核心理论信念，即通过选择我们对"苦难"和自身无法控制的境况（如癌症和死亡）的态度，我们可能会发现生活的意义，并找到"超越"这些局限的方法。弗兰克尔在描述"从一个人对苦难的态度中寻找意义"这种可能性时，使用了"痛苦"（suffering）一词。"痛苦"是一个具有多种定义的复杂术语。雅斯贝斯（Karl Jaspers）将痛苦定义为人类面对各种局限性的体验（human experience of encountering any limitation）。在一生中我们会面对许多局限性，从普通的到深刻的，例如　个没有完成的梦想、身体的局限性以及最终的死亡。埃里克·卡斯尔（Eric Cassel）将痛苦定义为"人格"（personhood）的损失。对于这一定义，最佳的解释就是人性本质的丧失，更简单地说，是指个体身份（identity）中重要元素的丧失（身份是由个体在生活中扮演的角色所形成的，这种角色给人生赋予了意义）。所以当弗兰克尔谈及痛苦时，事实上他说的是生活事件带来的限制，以及这些限制对一个人身份与人性的影响。弗兰克尔认为，人类最后的自由是选择面对苦难时的态度。当其他的一切（如身体、精神及灵性上的幸福）都被剥夺时，我们仍然有能力选择如何应对任何特定的境况。

"超越"一词也是十分复杂并难以理解的。简单地说，它的意思是克服或越过人生中的限制或障碍。事实上，超越也包括超越自我的连通性概念，即超越对自我的关注并连接到比自我更大的事情上。这包括与所爱的人、价值观、事业或生活本身的连接，这些都是你在这个世界上最关心的东西。布赖特巴特（Breitbart）将超越描述为在机场的 3 种自动扶梯之一：上升的扶梯会带着你向上，下降的扶梯会带着你向下，而超越就像水平前行的自动扶梯，可以把你从一个登机口带到另一个登机口，将你与世界的每一个地方连接起来。

√治疗师笔记：此主题（例如态度与自我超越）可能对于成员来说掌握起来比较困难。可以找一个合适的时机来举例说明或者阅读弗兰克尔著作中的一个片段（见第五单元的开头）来阐明要点。

√治疗师笔记：示例 5.1 展示了一个脚本，介绍了与遭遇生命局限性相关的存在主义问题，尤其是面对自己的命运和生命的有限性时。组长应该找到自己的方式来探究这个主题。

示例 5.1

我们对生命有限性的认识在一定程度上与一种需要相关，这种需要是人们对意义或目的的需要。学会处理这种有限性可以让我们珍惜现在我们所拥有的。就像弗兰克尔在《活出生命的意义》中说到的："……通常，正是这样一种异常困难的外部情况，使人有机会在精神上超越自我。"（"it is just such an exceptionally difficult external situation which gives man the opportunity to grow spiritually beyond himself."）他将自己在大屠杀中的经历看做对自我内在力量的考验，他带着自豪感和成就感来看待自己对这种极端情况的应对。

我们仅拥有有限时间的这个事实也驱使我们尽可能充分地利用时间。弗兰克尔用雕塑家苦心打磨未经雕琢的石头作比喻。雕塑家知道自己需要在有限的时间内完成工作，但不知道确切的期限，这种情况促使他尽可能地充分利用每分每秒。在弗兰克尔看来，我们需要打磨的石头就是我们自己的生命，而我们所打磨出的就是我们的价值——创造性的、体验性的（关于爱、家庭、美与艺术）以及有态度的（关于我们怎样处理无法改变的命运）。因此他指出，我们不能通过一本传记页数的多少来判断它的好坏，而应该通过其内容的丰富性来判断；同样，我们不能仅根据生命的长度来判断我们人生的优劣，而应根据其内容的丰富程度来判断。这些内容包括了我们如何生活以及怎样死去——我们如何看待生存与死亡，我们如何应对诸如死亡之类的即将到来的局限，以及如何看待从中发现的意义。

这将是一次很好的时机来讨论课程中关于"遭遇生命的局限"这个主题的体验练习（家庭作业／体验练习 4.1）。在这个单元剩余的时间里，应该让成员有机会探索和表达他们对这个敏感话题的想法或感受。练习以成员如何应对他们目前在癌症诊断和治疗方面的身体及医疗限制开始，然后过渡到他们如何面对生命的有限性以及他们希望如何被记住。

√治疗师笔记：再次强调，要认识到这个主题的隐私性，尤其是关于死亡和将逝的话题，这一点非常重要。必须尽一切努力为探讨这一敏感话题创造安全的环境。应提醒成员们专心倾听，不要做评判或试图纠正。

单元小结

在剩余的 5 ～ 10 分钟里,以简要回顾本单元主题"意义的态度来源",以及引导主题"遭遇生命的局限"来结束。在结束小组讨论之前,询问成员是否还有关于这个主题最后的想法或意见。通过"创造性、勇气与责任"简要引入第六单元的主题"意义的创造性来源"。布置家庭作业 / 体验练习 5.1 和家庭作业 5.2,从而恰当地将遗赠这个话题与第六单元的主题"创造性、勇气与责任"联系起来,并提醒制订"遗赠计划"。

在结束之前,询问小组成员是否对本单元或家庭作业有任何最后的意见或问题。通过提醒小组下一个单元的活动日期和时间来结束本单元。感谢小组成员的到来,并向他们表达期待在第六单元再次见到他们。

治疗师依从性检查单和治疗流程记录

第五单元　意义的态度来源：遭遇生命的局限

□ 组员报到

□ 回顾第四单元——现在和未来的遗赠

□ 提醒时间进度，并预告 3 周后的转化单元

□ 回顾家庭作业（分享癌症故事）

□ 家庭作业（分享癌症故事）是否完成

□ 简要阐述"意义的态度来源"（关于遭遇生命的局限后，例如面对疾病或有限的生命时寻找生活的意义）

□ 组员参与态度练习 1 和 2（组员是怎样应对这种局限的，例如癌症）

□ 组员参与态度练习 3（组员希望自己如何被记住）

□ 概述下一周的单元主题——"意义的创造性来源"

□ 讨论作业"遗赠计划"

相关的主题

小组：

组员：

组员 A：

组员 B：

组员 C：

组员 D：

组员 E：

组员 F：

组员 G：

对于遗漏的单元内容的解释：

治疗师对干预流程遵守程度的自评
（评分从 0 分 = "未遵守"到 10 分 = "完全遵守"）

评分：

下一单元时间安排　　　　日期：　　　　时间：

第六单元 意义的创造性来源

创造力、勇气与责任

对意义最崇高的升华属于这样一类人，他们被剥夺了在行动、作品或者爱中发现意义的机会的人，但他们通过所选择的面对这种困境的态度，克服了困境并获得成长，超越了自我。重要的是他们坚持的立场——这种立场使他们将困境变为成就、胜利和英雄气概。

——维克多·弗兰克尔《追求意义的意志》
（ *The Will to Meaning* ，1969，p.70）

生活中的每种境况都是挑战，也都是需要去解决的问题，因此，询问生命的意义实际上应该反过来。最终，一个人不应该去问他生命的意义是什么，而必须认识到自己才是被提问的人。总之，每个人都会经历生活的考验，他只能通过自己的生活做出回答，生命，并且必须用负责任的态度来回应。

——维克多·弗兰克尔《活出生命的意义》
（ *Man's Search for Meaning* ，1959，p.113）

第六单元概览

1. 组员报到

- 个人状况和医疗情况

2. 第五单元回顾

- 对第五单元的反思
- 对家庭作业的反思／回顾以及检查遗赠计划

3. 介绍第六单元"意义的创造性来源"

- 重温讲义 1.2 "结构式周主题"：指明治疗进程已来到第六主题，并回想上一单元的结束环节
- 简要探寻"创造与责任的意义"

4. 探索练习 I："创造性的本质"

- 过去：创造性的尝试
- 现在：通过创造性过程表达自我（经由勇气与承诺）

5. 探索练习："责任的本质"

- 责任：一种对生命做出回应的能力
- 过去–现在–未来的责任

6. 单元小结

- 简短地反思单元主题并结束此单元
- 介绍第七单元的主题（"意义的体验来源"）
- 为接下来的单元布置家庭作业

单元准备

引导助手应在治疗开始前 10 ～ 15 分钟进行一次简短的会面，做好准备工作。在这段时间里，他们应该确保练习和家庭作业的资料都已准备齐全［如果是出于研究或培训的目的，还应该确保录音和（或）录像机正常工作］。

单元目标

在准备阶段，组长们应在参与者到达前，一起对本次治疗的主题和目标进行思考和简要的讨论。第六单元的主要目标是介绍与探讨主题"意义的创造性来源"和引导主题"创造性、勇气与责任"。在本单元结束时，小组成员应该对意义的创造性来源（创造性、勇气与责任）有一个充分的理解，并将此作为人生意义的重要来源。

组员报到

欢迎各位组员回到意义中心团体治疗的第六单元。单元开始前，请简短地询问成员自从上个单元以来的个人状况和医疗情况。这个简短的报到环节应不超过 10 分钟。

第五单元回顾

简要回顾讲义 1.2 中的每周主题，并将注意力集中在本单元主题"意义的创造性来源"。询问组员在过去一周内是否对第五单元的主题（"意义的态度性来源"）产生过任何想法。如果有，如何去做？这可能是一个很好的时机来提醒他们，以意义为中心的心理治疗的最后阶段即将到来。请组员们在小组治疗结束时分享他们的任何想法和感受。本环节的讨论应该持续 5 ～ 15 分钟，时间长短取决于小组的规模和成员的兴趣。

家庭作业反馈

请组员回想家庭作业 5.1，这是在第五单元结束时与创建个人"遗赠计划"相关的作业。询问成员是否已经开始仔细思考关于"遗赠计划"的内容，以及他们对于这项创造性的工作是否存在问题。通过讨论引入本单元的主题"创造性、勇气与责任"（通过过去和现在的经历引入）。引导组员初步思考"创造力、勇气与责任"这一主题，并询问这些术语对他们而言意味着什么。

介绍第六单元主题："意义的创造性来源"

在这里，组长们应从家庭作业反馈中分享的内容顺利地过渡到第六单元的主题"意义的创造性来源"和引导主题"创造力、勇气与责任"（例如，通过"遗赠计划"的创意想法过渡）。创造力与责任是弗兰克尔意义疗法的核心主题，也是所有关于人类存在的存在主义讨论的核心主题。通过创造性的努力，我们被赋予了超越既定界限的能力，积极地把我们自己的一些东西注入这个世界——从而为更大的整体做出贡献。创造力，通过创造我们的生活，塑造了我们的命运。面对威胁生命的癌症所带来的限制，勇气对于继续创造生活和履行生命的责任是至关重要的。当生命可能终结时，心怀希望、愿望和梦想并继续生活是需要勇气的。当你所爱的一切都可能失去时，继续去爱也需要勇气。因此，当我们说到意义的创造性来源时，我们指的是从创造生活中获得意义，这是一种以责任和勇气为特征的努力行动。

√治疗师笔记：下面是对创造力、勇气与责任的简要概述，旨在为你所在的小组讨论此话题提供信息和指导。我们鼓励引导者将这些关键的理念作为有用的标记，同时在与小组成员探讨这些主题时，提出自己的创造性想法。

创造力、勇气与责任：概述

我们的存在要求我们去创造生活，创造一种与众不同的生活，在这种生活中我们努力发挥自己的全部潜力。我们被要求创造一种有意义、有身份、有方向、有转变、有连接、有成就的人生，成为一种文化或社会中有价值的组成部分。我们对这种创造性召唤做出反应的能力，构成了对内在生命承担责任（反应能力）的基础。因此，创造力与责任是有千丝万缕联系的。通过积极回应创造力的召唤，我们会在真正意义上对自己的人生负责。弗兰克尔提出，"一个人不应该去问他可能从生活中得到什么，而应该去理解生活期望从他身上得到什么（man should not ask what he may expect from life，but should rather understand that life expects something from him）……他应该意识到，自己才是被提问的一方。生活把问题抛给他，而他应该以负责任的态度来回应这些问题；他只有为自己的生命负责，才能回答生活提出的问题"（《医生与灵魂》，*The Doctor and The Soul*，p.xxi）。真实性是一个相对复杂的概念。最简单地说，做真实的自己就是创造一种属于你自己的生活，并在这种生活中继续以符合你自己特有价值的方式生活和成长。因此，真实性就是对原本的自己真实。事实上，以一种完全真实的方式创造一种有意义的独特生活，履行我们的责任，充分发挥我们的潜力，这一任务往往没能实现。作为人类，我们是不完美的，我们经常不能充分发挥我们独特的潜力。我们没有在生活的每一刻都响应创造力的召唤，因此，不可避免地，我们会有所欠缺。我们将其视为不完美、脆弱和缺陷。当我们忽视了责任的创造性召唤，或未能回应并照顾好内在的生活时，我们就会体验到生存的内疚感。生存的内疚感在阿尔伯特·爱因斯坦（Albert Einstein）临终前说的最后一句话中得到了体现，他说："要是我能掌握更多的数学知识就好了。"但除此之外，当我们无法照顾好自己应该照顾的生活时，也会产生生存内疚感。内疚可以表现为各种各样的情绪，包括愤怒、焦虑、抑郁、意志消沉、绝望和羞耻，也可能表现为富有同理心和爱的能力。我们对自己的弱点和不完美的态度会带来这些截然不同的情感结局。

创造力的美妙之处在于它不断地给我们机会去重新开始，去弥补，去开拓新的道路，去涉足未知的领域，去超越既定的界限。创造力的挑战在于，它需要很大的勇气、韧性和内在的刚毅，只有这样才能推动我们在不确定性和疑惑面前不断冒险。罗洛·梅（Rollo May）在他的著作《创造的勇气》（*The Courage to Create*，1994）中提出，"勇气不是没有怀疑，它是一种尽管存疑但依然不断前进的能力"（courage is not the absence of doubt; it is the ability to move ahead in spite of it）。面对癌症晚期的诊断，并且在未来不确定的情况下找到前进的动力和内在决心，这要很大的勇气。田立克（Paul Tillich）在他的著作《存在的勇气》（*The Courage to Be*）中强调，勇气不是一种可以从外界寻找和获得的东西，而是与生俱来的："勇气……根植于人类存在的整个广度，并最终扎根于存在本身的结构中"（courage… is rooted in the whole breadth of human existence and ultimately in the structure of being itself; 1952, p.1）。

当我们谈到患者的创造性努力和他们在生活中所承担的责任时，这可不是一件小事。他们将意义、身份认同和价值与组成他们生活的行为和责任联系起来。这就是创造力中"做"与"活着"的意义的交集。这给了他们一个早上起床的理由——一个走进世界的理由，尽管他们对于自己的疾病和命运仍不能确定。

第六单元体验练习

现在我们对"创造力、勇气与责任"有了一个基本的理解，这时可以转向讨论小组成员对这些主题的理解。请组员们回忆体验练习（家庭作业 / 体验练习 5.2），然后在剩余的时间内用自己的语言探讨"意义的创造性来源"这个主题。

单元小结

在本单元剩余的 5 ～ 10 分钟里，简要回顾本单元的主题"意义的创造性来源"，以及引导主题"创造力、勇气与责任"，并以此结束。在结束小组讨论之前，询问成员是否还有关于这个话题的最后的想法或意见。通过"与生命连接"的方式简要引入第七单元的主题"意义的体验来源"。为下一单元布置家庭作业 6.1，它很好地整合了第六单元的主题。

在结束之前，询问组员是否对本单元或家庭作业有任何最后的意见或问题。通过提醒小组成员下一单元治疗的日期和时间来结束本单元。请成员们思考下周可能讨论的关于结束小组的任何想法或感受。感谢小组成员的到来，并向他们表达期待在第七单元里再次见到他们。

治疗师依从性检查单和治疗流程记录

第六单元　意义的创造性来源：创造力、勇气与责任

☐ 组员报到

☐ 回顾第五单元——"意义的态度来源"

☐ 提醒时间进度，并预告两周后的转化单元

☐ 回顾家庭作业（遗赠计划）

☐ 介绍第六单元主题——"意义的创造性来源"

☐ 简要探究"来源于创造力与责任感的意义"

☐ 组员参与体验练习1（经由勇气和承诺而做出的创造性努力和
　产生的创造力）

☐ 组员参与体验练习2（责任感，过去/现在/将来的责任，未完
　成的工作）

☐ 概述下一周的单元主题——"意义的体验来源"

☐ 讨论家庭作业："通过爱、美丽和幽默与生命连接"

相关的主题

小组：

组员：

组员 A：

组员 B：

组员 C：

组员 D：

组员 E：

组员 F：

组员 G：

对于遗漏的单元内容的解释：

治疗师对干预流程遵守程度的自评
（评分从 0 分 ＝"未遵守"到 10 分 ＝"完全遵守"）

评分：

下一单元时间安排　　　　日期：　　　　时间：

第七单元　意义的体验来源

用爱、美丽和幽默与生命连接

爱

让我惊讶的是：这是我一生中第一次看到一个真理被这么多诗人写进诗歌，被如此多的思想家称为最终智慧。这个真理是——爱是人类可以追求的最终和最高目标。通过人类诗歌、思想和信仰的传达，我明白了一个终极秘密的含义：人类通过爱和被爱得到救赎。

美丽

尽管囚徒的内心越来越紧张，他也体验到了前所未有的艺术与自然之美。在这种体验的影响下，他们有时甚至忘记了自己可怕的处境……尽管如此——也许正因为如此——我们还是被曾错失许久的大自然的美所吸引。

幽默

幽默是我们在自我保护中的另一个灵魂武器。众所周知，幽默比任何需要人类伪装的事物都更能表现出超然的态度和拥有超越任何情境的能力……试图培养幽默感并以幽默的眼光看待事物，这是在拥有生活艺术时学到的一种技巧。

——维克多·弗兰克尔《活出生命的意义》
（ *Man's Search for Meaning*，1959，p.48-55）

第七单元概览

1. 组员报到

- 个人状况和医疗情况
- 检查遗赠计划

2. 第六单元回顾

- 对第六单元的反思
- 对家庭作业的反思 / 回顾

3. 介绍第七单元"意义的体验来源"

- 重温讲义 1.2"结构式周主题",指明治疗进程已来到第七主题,并即将到达终点第八单元
- 讨论对干预时限性的想法与感受
- 简要探寻"意义的体验来源"("用爱、美丽和幽默与生命连接")

4. 探索练习:爱、美丽和幽默

5. 单元小结

- 以简短地回顾本单元主题来结束此单元
- 介绍第八单元的主题("转化")
- 简要跟进"遗赠计划"的进展
- 讨论对最后单元的想法与感受

单元准备

　　引导助手应在治疗开始前 10～15 分钟进行一次简短的会面,做好准备工作。在这段时间里,他们应该确保练习和家庭作业的资料都已准备齐全〔如果是出于研究或培训的目的,还应该确保录音和(或)录像

机正常工作]。

单元目标

在准备阶段，组长们应在组员到达前，一起对本次治疗的主题和目标进行思考和简要的讨论。第七单元的主要目标是通过引导主题"与生命连接"引入并探讨主题"意义的体验来源"。在第七单元结束时，小组成员应通过意义的体验来源，特别是通过爱、美丽和幽默的体验来源，对与生活连接的意义有一个深刻的理解。

组员报到

欢迎各位组员回到意义中心团体治疗的第七单元。单元开始前，请简短地询问成员自上个单元以来的个人状况和医疗情况。这个简短的报到环节应不超过 10 分钟。

第六单元回顾与终篇

简要回顾讲义 1.2 上的每周主题，并关注单元主题的演进，以及今天第七单元的主题"意义的体验来源"。询问组员是否在过去一周内对第六单元的主题"意义的创造性来源"有任何想法。如果有，如何去做？这可能是一个很好的时机来提醒他们，下一个单元将是最后一部分。请组员们分享他们在小组治疗结束时的任何想法或感受。讨论应该持续 5 ～ 10 分钟，时间的长短取决于小组的规模和组员的兴趣。

家庭作业反馈

请组员们回想在第六单元结束时布置的家庭作业，作业与今天的主题有关，即通过爱、美丽与幽默"与生命连接"。将这个初步的讨论作为过渡，引入今天的单元主题"意义的体验来源"。通过简短地探索爱、美丽和幽默的体验来源对小组的意义，开始对主题进行初步思考。

介绍第七单元主题："意义的体验来源"

在这里，组长们应从家庭作业反馈中分享的内容平稳过渡到第七单元的主题"意义的体验来源"与引导主题"通过爱、美丽和幽默与生命连接"。意义的体验来源本质上是我们从生活的"体验"中获得意义的来源。我们主要是通过各种各样的感官以及我们的情感和思想来体验生活。法语中的"意义"一词就是"感知"（sense）。因此，从字面上来说，意义的体验来源来自我们的各种知觉和感觉系统。我们通过视觉、听觉、味觉、嗅觉、触觉和爱的情感的各个维度来体验生活和生活的意义。我们通过5种感官体验生活中的美、欢乐和愉悦。这些经历让我们觉得生活充满了意义。爱也许是体验意义最深刻和最普遍的来源。爱的体验将我们彼此连接，并让我们扩大了自找关注的部分。伊曼努尔·列维纳斯（Emmanuel Levinas）将哲学定义为"爱的智慧"，而不是对智慧的爱（Beals，2007）。爱可以有多种形式：浪漫的爱，父母的爱，孝道的爱，同胞的爱以及自爱。当我们与生活的意义脱节时，可能产生的存在孤立感，爱和连接可以减轻这种感受。美丽和幽默将我们与生活中感受到的敬畏和快乐联系起来，提醒我们生活的意义。爱与美丽将我们与超越一生的永恒建构（eternal constructs）连接在一起。

意义的创造性来源和态度来源需要更多对生活的主动参与（active involvement in life），而意义的体验来源则体现了更多对生活的被动参与。前两种意义来源更多的是一种动态的"做"的生活输入模式（investing in life），而后者则揭示了善于接受"存在"的生活连接模式（connecting with life）。当创造性来源和态度来源要求我们给予生活（give to life）时，体验来源则要求我们通过爱、艺术和美丽将自己托付给生活中的闪光点。

> √治疗师笔记：示例 7.1 是对关键主题的基本概述。我们鼓励引导者熟悉这些基本原则，然后让自己以一种有意义的方式参与到"与生命连接"的讨论中，允许经验性的主题出现在与团队成员的基本对话（organic dialogue）中。

示例 7.1

意义的体验来源——爱、美丽（如艺术、自然）与幽默——让我们能够进入冥想而超越自我。它们帮助我们去感受比自我更伟大的东西，就像阵阵波涛最终汇合成海洋一样。弗兰克尔记录了即使是在集中营里，他和他的狱友们也看到了萨尔茨堡山脉的美景和特别生动的日落。由于他们所处的境况，让他们对美景的感受比从前更加丰富。令他们感到安慰的是，无论他们的个人命运如何，他们所组成的自然之美将超越他们而继续存在。

与其他两个更积极的意义来源（如创造性来源与态度来源）相比，意义的体验来源更多地被感知为一种被动的敬畏和沉思。当一个人倾心于爱、欢笑与艺术或自然之美时，他可能会使自己陷入沉思，结果发现自己在生活中变得更真实。弗兰克尔举例说："想象一名音乐爱好者坐在音乐厅里，他最喜欢的交响乐在他耳边回响。他感受到情感的波澜，那种我们在最纯粹的美面前体验到的感受。假设在这样的时刻我们询问这个人他的生命是否有意义，他将回答，仅仅是为了体验这刻的狂喜，生命也是有价值的"（《医生与灵魂》，*The Doctor and The Soul*，p.43）。

同样，即使所爱之人不在身边，你也会被爱的感觉承载着。弗兰克尔在许多场合都谈及他对妻子持久的爱，以及对她的回忆如何使他超越了痛苦，即使这只是短暂的片刻。幽默也能帮助我们摆脱困境，它能帮助我们减轻痛苦，让我们与悲伤的处境保持健康的情感距离。弗兰克尔甚至认为幽默是"用于自我保护的另一种灵魂武器"（another of the soul's weapons in the fight for self-preservation）（《活出生命的意义》，p.54 ~ 55）。

第七单元体验练习

我们已经对意义的体验来源（及其接受和沉思的特质）有了基本的理解，现在正是时机转向小组成员们分享对这些主题的理解。请组员们讨论体验练习（家庭作业 / 体验练习 6.1）中写下的答案，然后用剩下的时间让他们自己通过爱、美丽与幽默来探索"与生命连接"这个主题。组长们应该保证分配足够的时间来做这个练习，因为探索本身可能会增强新的意义感和对团队成员的慰藉。

单元小结

在本单元剩余的 5 ~ 10 分钟里，以简要回顾单元主题"意义的体验来源"以及引导主题"与生命连接"来结束小组讨论。在结束小组讨论之前，询问组员是否还有关于这个话题的最后的想法或意见。提醒小组成员下一单元将是最后一个单元。布置家庭作业 / 体验练习 7.1，请他们对下周小组结束产生的任何想法或感受进行思考，他们将有充分的机会在下一单元中探究和讨论。感谢小组成员的到来，并向他们表达期待在最后一个单元里再次见到他们。

治疗师依从性检查单和治疗流程记录

第七单元　意义的体验来源：用爱、美丽和幽默与生命连接

□ 组员报到

□ 回顾第六单元——"意义的创造性来源"

□ 提醒时间的进度，并预告一周后的转化单元

□ 回顾家庭作业（用爱、美丽和幽默连接）

□ 介绍第七单元主题——"意义的体验来源"

□ 简要探究"意义的体验来源"

□ 组员参与第七单元家庭作业 / 体验练习（用爱、美丽和幽默连接）

□ 概述下一周的单元主题——"转化：最后的团体思考与对未来
　　的希望"

□ 提醒组员创建"遗赠计划"

相关的主题

小组：

组员：

组员 A：

组员 B：

组员 C：

组员 D：

组员 E：

组员 F：

组员 G：

对于遗漏的单元内容的解释：

治疗师对干预流程遵守程度的自评

（评分从 0 分＝"未遵守"到 10 分＝"完全遵守"）

评分：

下一单元时间安排　　　　日期：　　　　时间：

第八单元 〉 转 化

最后的团体思考与对未来的希望

人类的一个特点是，他只能靠展望未来去生活。这就是他在生存最困难的时刻的救赎方式。

人只要还活着，就拥有希望。无论我们经历了什么，都可能是我们未来的财富。尼采说过："那些杀不死我的，只会让我更强大。"

——维克多·弗兰克尔《活出生命的意义》

（*Man's Search for Meaning*，1959，p.81,89）

第八单元概览

1. 组员报到

- 个人状况和医疗情况

2. 转化：对之前单元的反思

3. 探索遗赠计划

4. 成员的团体体验：思考与反馈

- 在过去的 8 个单元中，你经历了怎样的学习体验？在经历了这个过程之后，你对自己的生活和癌症经历的看法有什么变化吗？

- 你是否觉得自己对生活中意义的来源有了更深的理解，并能在日常生活中运用它们？如果是这样，如何去做呢？
- 你对未来的希望是什么？

5. 团体治疗结束

- 通过简要回顾有意义的时刻来结束干预
- 分享：感谢大家并道别
- 强调："这对我们所有人来说都是一次学习的经历"

单元目标

最后一个单元的目标既简单又复杂。组长们应该借由过去的 7 个单元帮助组员反思他们的团体体验。考虑到他们面临着重要的转变以及因癌症而面临死亡的命运，应该围绕组员们对团体结束的想法和感受促进对话和思考。与组员探讨和他人分享自己的癌症经历和生活故事，并见证他人的故事时是什么感受。应为分享和探讨组员的最终"遗赠计划"，以及在团体治疗过程中有意义的经验留出时间。还应该分配时间让组员反馈他们的团体体验和对未来的希望（参见家庭作业 / 体验练习 7.1 中的问题）。

组员报到

欢迎各位组员回到意义中心团体治疗的第八单元，这也是最后一个单元。单元开始时，请简短地询问组员自从上个单元结束以来的个人状况和医疗情况。这个简短的报到环节应控制在 5 ～ 10 分钟，但如果组员们想要分享他们整体的良好状态（overall well-being），则这一环节可能会持续更长时间。

进程过渡

简要回顾讲义 1.2 中的每周主题，并关注单元主题的演讲以及今天的第八单元，也是最后一个单元，在这个过程中确认并强调周主题。询问组员是否在过去一周内对最后一个单元有任何想法。请组员们分享他们在小组即将结束时可能有的想法和感受。根据小组规模的不同，这一部分应持续大约 15 分钟。

遗赠计划

组长们应该从讨论小组即将结束过渡到通过组员们各自的"遗赠计划"探索"新的开始"，有些人可能选择不参与这个活动。一些组员会说"我的生命就是我的遗赠"，这完全可以接受，而且组长也可以通过认可而强化这一观点。其他人可能由于各种原因而没有完成计划，比如因为疲劳或疾病。有些人可能想在小组结束后再创建自己的"遗赠计划"，而有些人可能根本就没有完成这个计划的意图。组长应该对组员选择完成或不完成这个计划均表示支持，毕竟这是他们自己的选择。

> √治疗师笔记：正如在整个干预过程中所强调的，重要的是鼓励成员（通过倾听和认可）向那些正在分享各自的"遗赠计划"的人给予"被见证的意义"（witnessed significance）。最终，他们感到自己的遗赠被组内成员们有意义地见证和确认，这可能是一种具有安慰性和转化性的体验，成员们可以带着这种体验离开团体。

干预反馈

组长们应该利用最后一个单元的剩余时间，鼓励组员对整体干预进行反馈，以及思考他们对未来的希望。参见家庭作业 / 体验练习 7.1，其中包括促进干预反馈与对话的相关问题。

单元小结

在本单元剩余的 5 ～ 10 分钟里，通过简短地回顾有意义的体验、时刻或他们在团体治疗中的经历来结束小组讨论。询问组员在结束小组讨论之前，是否有想要分享的最后的想法或意见。感谢每一位组员成为这个团体体验中有意义的一部分，感谢他们在这期间分享和"相互学习"。

最后，组长对于团体中分享的遗赠表达感谢，并给予回应。对于组长来说，回忆那些鼓励、连接和关注自我的时刻通常很有用。组长还可以对小组成员带给他的启示，以及在组员们生命的关键阶段获得分享这些亲密时刻的荣幸和特权表示感谢，并确认小组成员不会被遗忘。

对以意义为中心的最后说明

读者只能运用他所发现的可以信服的东西。

你不可能说服他人相信任何你都没有使自己确信的东西！

这特别符合对意义治疗师的要求，他们应深信：

生命确实有意义，

它甚至在任何条件下都是有意义的，

直到生命的最后一刻，

直到最后一次呼吸，

而且，死亡本身都可以被赋予意义。

······ ······

我们可以对这个助人的行业进行重新定义——

帮助患者实现人类基本且终极的愿望，即找到他们生命的意义。

而通过这样做，那些从事这一助人行业的人

也同时为他们自己的生命

找到了使命与任务：

我在帮助他人找到他们生命意义的过程中

也看到了我自己生命的意义。

——维克多·弗兰克尔《追求意义的意志》

（*The Will to Meaning*，1969，p.160）

治疗师依从性检查单和治疗流程记录

第八单元 转化：最后的思考与对未来的希望

□ 组员报到

□ 回顾第七单元——"意义的体验来源"

□ 讨论"遗赠计划"

□ 组员参与第八单元体验练习（思考与反馈）

□ 小结并结束团体：治疗师与大家一起感恩并道别

相关的主题

小组：

组员：

组员 A：

组员 B：

组员 C：

组员 D：

组员 E：

组员 F：

组员 G：

对于遗漏的单元内容的解释：

治疗师对干预流程遵守程度的自评

（评分从 0 分＝"未遵守"到 10 分＝"完全遵守"）

评分：

下一单元时间安排　　　　日期：　　　　时间：

参考文献

Albom, M. (1997). *Tuesdays with Morrie*. Random House, New York.

Beals, C. (2007). *Levinas and the Wisdom of Love*. Baylor University Press, Waco, TX.

Frankl, V.F. (1955/1986). *The Doctor and the Soul*. Random House, New York.

Frankl, V.F. (1959/1992). *Man's Search for Meaning* (4th ed.). Beacon Press, Boston.

Frankl, V.F. (1969/1988) *The Will to Meaning: Foundations and Applications of Logotherapy*, Expanded Edition. Penguin Books, New York.

Frankl, V. F. (1975/1997). *Man's Search for Ultimate Meaning*. Plenum Press, New York.

Frankl, V.F. (1988). *The Will to Meaning: Foundations and Applications of Logotherapy*. New American Library, New York.

Jaspers, K. (1955). *Reason and Existenz*. Translated by William Earle. Noonday Press, New York.

May, R. (1994). *The Courage to Create*. Norton, New York.

Tillich, P. (1952). *The Courage to Be*. Yale University Press, New Haven, CT.

Yalom, I.D. (1980). *Existential Psychotherapy*. Basic Books, New York.

讲义 1.1

团体指南

1. 保密 / 隐私

- 当您在小组中分享自己的故事和经历时，能够让您感受到舒适或安全对于我们来说非常重要。我们会要求参与者尊重他人的隐私，不要在小组环境以外分享这些故事。

- 为了保证治疗质量，每一次小组治疗我们都会录像和（或）录音。所有的资料我们都会妥善安置在科室安全的地方。

- 您可以自行决定是否与小组中其他成员分享您的联系方式。

2. 出席

- 第一点也是最重要的一点——您的到场非常关键！您在小组治疗中付出多少和出席多少次，会直接关系到您在小组中的收获。

- 我们非常理解某些生活因素（比如疾病、疲乏、假期、家庭事务）可能会影响您来参加小组活动，对此我们表示尊重。

- 我们鼓励您积极地参加小组活动（小组练习和家庭作业），这样您才能够从学习中获得最大的收获。

3. 时间限制

- 我们将会有 8 次活动，每周 1 次，每次持续 1.5 小时。每次活动会有一个特定的主题和一次体验性的小组练习。

- 您的故事非常关键！基于这一点，我们将会非常注重时间安排，以保证每位参与者在小组中会获得同样的时间分享自己的观点和经历。

- 当轮到下一位参与者分享时，我们的引导员将会给予提醒。

4. 个人意义

- 我们意识到每个人对意义的讨论都是独特的。

- 意义可能是积极的（比如愉悦的感受、爱、关怀），也可能是消极的（比如引起焦虑、悲伤、失望）。

- 当参与者分享各自关于意义的个人经历时，我们会让小组的氛围保持开放和包容。

- 我们会让小组的氛围保持中立和理解，从而使参与者在分享有意义的经历时感受到自由和安全。

讲义 1.2

意义中心团体治疗中结构式周主题

第一单元　意义的概念和来源

第二单元　癌症与意义

第三单元　意义的历史来源

第四单元　意义的历史来源（续）

第五单元　意义的态度来源

第六单元　意义的创造性来源

第七单元　意义的体验来源

第八单元　转化（反思和对未来的希望）

讲义 1.3

意义中心个体心理治疗

得益于维克多·弗兰克尔的著作，包括《活出生命的意义》（*Man's Search for Meaning*）。

以意义为中心的心理治疗的基本概念

1. 对意义的期望：在生存中寻找意义是人类行为的基本动力。

2. 生命是有意义的：在生命的整个过程中，我们都拥有创造或体验意义的可能性，即使到了生命的最后时刻。如果我们感受到无意义，并不意味着生命没有了意义，而是我们与意义失去了连接。

3. 自由的意志：在生存过程中我们拥有寻找意义的自由，也拥有选择用怎样的态度看待痛苦和局限性的自由。

"一个人知道自己为什么而活，就可以忍受任何境遇。"

讲义 1.4

意义来源

◆ 历史来源——"生命是一种遗赠"

- 被给予的遗赠（过去）
- 当下创造的遗赠（当下）
- 将留下的遗赠（将来）

◆ 态度来源——"遭遇生命的局限"

- 将个人的悲剧转化为成就的途径：对特定事件（比如躯体痛苦、逆境、死亡）所采取的态度

◆ 创造性来源——"积极参与生活"

- 通过：角色、工作、行为、成就
- 关于：勇气、奉献、责任

◆ 体验来源——"与生活连接"

- 通过：关系、美丽、自然、幽默

讲义 1.5

意义的定义

1.体验到生活的意义，包括坚信个人正在完成人生中一个特定的角色和目标，这是一个礼物。

（1）生活的责任是让一个人的全部潜能得以充分展现。

（2）一个人可以通过这样做，从而与自我之上的事物进行连接，达到平静、满足，甚至超越。

2.意义感指的是你在最有活力的时刻的感受，与存在相连接。对于经历过的事情，无论悲伤还是喜悦，美好还是可怕，当你回首过去，你都会体验到生活带给你的肯定和深刻。

讲义 1.6

以意义为中心的团体心理治疗日历

课程地点：

课程	日期	时间
第一单元		
第二单元		
第三单元		
第四单元		
第五单元		
第六单元		
第七单元		
第八单元		

如果有特殊情况需要取消一次课程，请联系：
治疗师助理 / 治疗师：
电话或电子邮件：
电子邮件：

如果有与小组相关的其他问题，请联系：
治疗师助理 / 治疗师：
电话：

讲义 2.1

癌症与意义

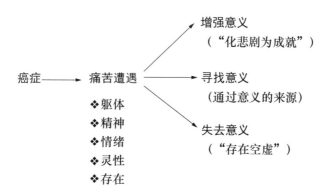

癌症 ⟶ 痛苦遭遇 ⟶ 增强意义（"化悲剧为成就"）

⟶ 寻找意义（通过意义的来源）

⟶ 失去意义（"存在空虚"）

❖躯体
❖精神
❖情绪
❖灵性
❖存在

家庭作业 / 体验练习

体验练习 1.1

（在第一单元完成）

有意义的时刻

请列出 1 ～ 2 个你觉得自己的生命特别有意义的时刻或经历——无论它听上去很伟大还是很平凡。例如，可以是某件事帮你度过了艰难的一天，又或者是当你感到生命最有活力的一个时刻。把你想对这一刻说的话表达出来。

_____

_____

_____

_____

_____

_____

_____

_____

_____

_____

家庭作业 1.1

阅读：维克多·弗兰克尔的《活出生命的意义》（*Man's Search for Meaning*）第一章

家庭作业 / 体验练习 1.2

预习第二单元：请花一些时间思考下列问题，这些问题将在第二单元完成（作为第二单元的体验练习）

患癌之前的身份

1. 回想一下你被诊断为癌症之前的情形。请针对下面的问题写出 4 个答案。

"我是谁？"

这些答案可以是正面的，也可以是负面的，包括人格特征、体象、信仰、你所做的事、你认识的人或者其他方面。例如，答案可能采用以下句式开始："我是一个_____的人"或者"我是一个_____"。

患癌之后的身份

2. 现在你有机会再次写下关于前面这个问题的一些答案，花时间思考一下癌症对你的答案有怎样的影响。你的答案还是一样的吗？癌症如何影响了那些对你来说最有意义的事？

_____

_____

_____

_____

_____

_____

_____

家庭作业 / 体验练习 2.1

预习第三单元：请花一些时间思考下列问题并写下答案，这些问题会在第三单元进行讨论。（作为第三单元的体验练习）

过去的遗赠："生命是一种遗赠"，我们从生活中获得

当你回顾自己的生命和成长时，你最重要的记忆、关系、价值、传统以及其他对于你之所以成为今天的样子有重大影响的事情是什么？

例如，那些给你留下深刻印象的、关于你是如何被抚养长大的特殊记忆（例如你与父母、兄弟姐妹、朋友、老师等的关系）。

你的名字是怎么来的？

过去发生的哪些事或者有哪些重要的人给你的生命带来了有意义的变化？

你传承了哪些价值观？

_____

_____

_____

_____

_____

_____

_____

_____

_____

家庭作业 / 体验练习 3.1

预习第四单元：请花一些时间思考下列问题并写下答案，这些问题会在第四单元进行讨论。（作为第四单元的体验练习）

现在和未来的遗赠："生命是一种遗赠"，你正在创造，也将会赠予他人

当你思考今天的你是谁时，你最引以为傲的有意义的活动、角色或成就是什么？当你展望未来时，一路走来你学到的哪些生命课程是你想要传递给他人的？

你想在生活中创造出什么样的遗产并把它赠予他人？

_____

_____

_____

_____

_____

_____

_____

_____

_____

_____

_____

_____

家庭作业／体验练习 4.1

预习第五单元：请花一些时间思考下列问题并写下答案，这些问题会在第五单元进行讨论。（作为第五单元的体验练习）

"遭遇生命的局限"

1. 在过去，你的人生遭遇过哪些局限、失落或障碍，那时你是怎样回应或应对的？

2. 自从被诊断为癌症，你体会到了哪些特殊的局限性或失落感，你现在是怎样回应它们的？你是否在认识到了人生的局限性和有限性后，仍然能够在日常生活中找到意义感？（如果是，请简要描述。）

3. 你认为什么样的死亡是"好的"或"有意义的"？你是否能够想象你的亲人将如何回忆你？（例如，你给他们留下深刻印象的某些人格特点、共同的回忆或有意义的生活事件是什么？）

_____

_____

_____

_____

_____

_____

_____

_____

家庭作业 4.2

"分享你的遗赠"
讲述你的故事

    以你感到舒服的任何方式，对你生命中所爱之人讲述你的故事。关键是要突出那些让你感到自豪和有意义的经历，或是你希望完成但还没有完成的事情。当你分享自己的故事时，注意觉察你认为最重要的那些人见证、确认和肯定你说的这些话时，你有怎样的感受。

_____

_____

_____

_____

_____

_____

_____

_____

_____

_____

_____

_____

_____

_____

家庭作业 5.1

"遗赠计划"

我们希望通过帮助你制订自己的"遗赠计划"来提醒你"生命是一种遗赠"。这是一个你现在就可以着手去做的计划，把我们已经讨论过的那些想法整合进去（例如意义、身份、创造力、责任感），从而使你在患病的情况下，仍然能感受到生命的意义。例如，制作一个遗赠相册或视频，将有意义的歌曲整理成一个音乐合集，修复一段破裂的关系，做一些你一直想做却没有去做的事情……遗赠就是那些你希望赠予他人的东西！

_____

_____

_____

_____

_____

_____

_____

_____

_____

_____

_____

_____

家庭作业／体验练习 5.2

预习第六单元：请花一些时间思考下列问题并写下答案，这些问题会在第六单元进行讨论。（作为第六单元的体验练习）

创造力、勇气和责任

1. 生活以及富有创造力需要勇气和承诺。你能否想起，在你的生命中的某个（或某些）时刻，你曾勇敢地掌握自己的命运，或是对一些对于你来说很有价值的事情做出了有意义的承诺？

2. 在你一生的作品和创造性活动（例如著作、养育孩子、爱好、事业）中，你是否曾表达过对你来说最有意义的感受吗？——如果有，你是如何表达的？

3. 你的责任是什么？你要对谁负责？

4. 你是否有未完成的事情？什么事情是你一直想要去做却一直没能实现的？是什么阻止了你回应这一有创造性的召唤？

_____

_____

_____

_____

_____

_____

_____

_____

家庭作业／体验练习 6.1

预习第七单元：请花一些时间思考下列问题并写下答案，这些问题会在第七单元进行讨论。（作为第七单元的体验练习）

"与生命连接"

通过你的经验，列出 3 种你"与生命连接"的方式和你感到最有活力的方式。

◆ 爱

1）＿＿＿＿＿＿＿＿＿＿＿＿＿＿＿＿＿＿＿

2）＿＿＿＿＿＿＿＿＿＿＿＿＿＿＿＿＿＿＿

3）＿＿＿＿＿＿＿＿＿＿＿＿＿＿＿＿＿＿＿

◆ 美丽

1）＿＿＿＿＿＿＿＿＿＿＿＿＿＿＿＿＿＿＿

2）＿＿＿＿＿＿＿＿＿＿＿＿＿＿＿＿＿＿＿

3）＿＿＿＿＿＿＿＿＿＿＿＿＿＿＿＿＿＿＿

◆ 幽默

1）＿＿＿＿＿＿＿＿＿＿＿＿＿＿＿＿＿＿＿

2）＿＿＿＿＿＿＿＿＿＿＿＿＿＿＿＿＿＿＿

3）＿＿＿＿＿＿＿＿＿＿＿＿＿＿＿＿＿＿＿

家庭作业／体验练习 7.1

预习第八单元：请花一些时间思考下列问题并写下答案，这些问题会在第八单元进行讨论。（作为第八单元的体验练习）

团体体验：思考和反馈

1.在过去的 8 个单元中，你经历了怎样的学习体验？在经历了这个过程之后，你对自己的生活和癌症经历的看法有什么变化吗？

_____

_____

_____

2.你是否觉得自己对生活中意义的来源有了更深的理解，并能在日常生活中运用它们？如果这样，如何去做呢？

_____

_____

_____

3.你对未来的希望是什么？

_____

_____

_____